西野流呼吸法
生命エネルギー「気」の真髄

西野皓三

講談社+α文庫

文庫版まえがき

かつて講談社より上梓した『西野流呼吸法　生命エネルギーの躍動』が、このたび一部加筆・改筆して講談社＋α文庫になりました。これまで述べてきた西野流呼吸法に関する種々の現象について科学検証の結果をまじえて序文とします。

◆進む生命エネルギーの科学検証

最近、生命エネルギーの発電所といわれるミトコンドリアが脚光を浴びるようになってきました。ミトコンドリアが一般に注目される以前の一九八七年に上梓した著書『西野流呼吸法』（講談社）の中で、呼吸とミトコンドリアの関係について明示していたことを「ミトコンドリアと呼吸法」の項で述べています（本書58〜63ページ）。また「いのちの源を考える」の項ではミトコンドリア内膜にあるＡＴＰ合成酵素の回転運動でエネルギー貯蔵分子ＡＴＰが産生される事、またその研究がノーベル賞にむすびついたことを詳細に述べています（本書28〜34ページ）。さらに最近では、西野流呼吸法による生命エネルギーの科学検証がミトコンドリアや細胞レベルで進み、予測した結果が得られています。

西野流呼吸法を実践する塾生達からは暦年齢を超えた弾力に富んだ瑞々しい若さ、運動能力の獲得、骨密度の増加、視力の回復など多数のアンチエイジング効果が出ています。このような効果のメカニズムを解明する目的で「西野流呼吸法で培った気（生命エネルギー）が各種細胞やミトコンドリアに及ぼす作用」の共同研究を米国在住の大西勁博士（フィラデルフィア生物医学研究所長）、ミトコンドリアの国際的学者である大西智子博士（ペンシルヴァニア大学医学部終身教授）とカルシウム代謝の権威者である山口正義博士（静岡県立大学大学院代謝調節学研究室教授）らと始めました。その結果、気（生命エネルギー）の照射によって、がん細胞の増殖抑制、ミトコンドリアの酸化劣化防御、骨芽細胞の増加、破骨細胞様細胞の増殖抑制など画期的な効果が確認されました。この共同研究の成果はオックスフォード大学出版の医学ジャーナル誌Evidence-based Complementary and Alternative Medicine に三報掲載され、医学文献最大のデータベースPubMedに収載され世界中から検索できます（この論文の和訳要約を226～231ページに収載します）。

◆運命を拓く西野流呼吸法

芥川龍之介は『侏儒《しゆじゆ》の言葉（遺稿）』の中で運命について次のように述べています。「遺伝、環境、偶然、――我我の運命を司るものは畢竟《ひつきよう》この三者である」。まさに的を射た言葉で、近年まではその説が信じられてきました。生命科学が発達して、遺伝子が運命をすべて決めているのではないことがわかってきました。これは環境も含めて、人間の恣意《しい》や生き方によって運命が変わる可能性が残されているということでしょう。西野流呼吸法は呼吸を変えることによって運命を拓《ひら》くという答えの一つといえましょう。

西野流呼吸法を実践している塾生の中には定年後に、国立大学の教授になった人、一部上場企業の社長になった人がいます。大学教授を退官し、七十歳で日本画家に転身して、ジュネーブで個展を開き、著名な現代画家の一人になった人もいます。また、女性では女性文芸賞を受賞した人、絵画で内閣総理大臣賞を受賞した人、女医に与えられる医学賞を受賞することになった人などが続出しています。

私自身も年齢を増すにしたがって研究発表の場が拡がっています。最近では、八十歳を過ぎてから、日本呼吸器学会学術講演会から招請され基調講演を行いました。この学会の基調講演は毎年斯界《しかい》を代表する学者が行っています。また、日本抗加齢医学会・招待講演、和漢医薬学会学術大会・特別講演、日本医学会総会・アンチエイジング企画講演、日本代替・相補・伝統医療連合会議・日本統合医療学会学術集会・特別講演、日本咬合学会学術大会・特別講演など次々に医学関係学会から講演の招請が続いています。

二〇〇九年三月には現在客員研究員を務める母校の大阪市立大学医学部より招聘され、同大医学部講堂にて「気の検証と健康美革命　生命を究め、幸せを拓く」という演題で講演をおこないました。これは実に六十年ぶりの凱旋となりました。医学生から出発し「生きるとは何か」を探求し続けて西野流呼吸法を発見しましたが、今回はその効果の検証の研究で再び医学に回帰したモニュメントともいえる記念すべき講演でした。

八十二歳になって、母校で凱旋講演が出来た運命を大変幸せに思います。でも、ちょっと残念なのは、最も仲の良かった同級生の大阪市立大学名誉教授の奥田清君と春次メディカルグループ理事長の春次政明君が亡くなってしまったことです。二人が生きていたらきっと真っ先にこの講演に駆けつけてくれて、終わったら美味しいお酒を飲み交わしながら語り明かしただろうと思います。

私は、今年八十四歳になりますが、東京の松濤に六階建のビルを購入して、広い稽古場に移ります。益々充実した西野流呼吸法の指導を行えることを本当に嬉しく思います。このように私の夢は尽きることなく、生涯青春のチャレンジは続いていきます。

たった一回の人生です。西野流呼吸法でミトコンドリアを活性化して、細胞の会話の達人になり、若々しく元気なチャレンジできる身体を創り、偶然を必然とし、そして生涯青春で素晴らしい運命を拓こうではありませんか。

二〇一〇年四月二十日

西野皓三

はじめに「自由を取り戻す呼吸法」

人間は誰しも根本的には、「思いのままに自由に生きたい」という願いがあります。自由に考え、自由に行動し、夢を持ち、望みを持ち、できる限り実現したいと思うものです。それは、人生の大きな目的でもあります。しかし、それがままならないのが人生です。世の中には社会の仕組み、ルールがあるからです。グローバルな視野にたって見てみると、世界にはたくさんの国があり、国によってルールは自ずと異なっています。その中で、自由に生きるということは、至難の業《わざ》であるように思われます。

一休《いっきゅう》禅師は八十六歳で遷化《せんげ》されるとき「成るようになる、心配するな」という言葉を残されました。この言葉の意味を返せば、成るようにしかならないということであります。これは一休禅師が当時の世の中の仕組みやルールに身をもって抵抗し、努力して捉えた珠玉の言葉で、現代にも通じるものです。そこには、いくら努力しても人は運命に逆らえないという意味が含まれています。現代人は、その天命とも思われる運命を切り開かなくてはなりません。運命とは命を運ぶと書きますが、命の運び方の善し悪しが運命をつくるのです。命の運び方のカギを握るのが呼吸の仕方の良し悪しなのです。

本当の意味での自由とは、運命を切り開いてゆく生き様が自由でなければならないのです。仕組みやルールの中で「生きること」を頭だけで捉えているから、自由にならないのです。真の自由とは、自分の身体を細胞レベルで体感することによって、初めて得られるものなのです。ルールや仕組みはあくまでもつくられたものですから、その中で自由を得ようとするとことごとく壁に突き当たることになります。確かに社会という集団を形成するためには、仕組みやルールが必要です。それがなければ、社会の秩序が保たれません。しかしながら、社会のルールはあくまで最大公約数でつくられたものです。個々の生き方にとっては不都合なことが多い、そのために人々は悩むのです。

その仕組みから脱するためには、まず壁にぶつかりながら、抵抗を感じながら行動することです。人は、ややもすると「自由に生きようとすれば、壁にぶつかるだろう」と考えて、行動を起こす前にあきらめがちです。しかし、さまざまな壁にぶつかり抵抗を感じながら、その中で自分の自由をどう切り開いていくかが大切なのです。

絶海の孤島に、ぽつんとひとり置かれたことを想像してみてください。そこには自由があるようで、ないということに気づくはずです。都会の喧騒《けんそう》の中で暮らして、その仕切りと軋轢《あつれき》の中で行動することで自由が生まれるのです。孤島の中にひとりでいれば、たとえそこにはあらゆる電化製品が整い、食料や嗜好品がそろい、インターネットで世界の情報を受発信することが可能であったとしても、仕切りや軋轢、他人からの干渉はないけれど、自由を感じるどころか、虚無感、恐怖感にとらわれるだけです。

人というのはひとりの生物的存在ですが、人との交流があって初めて人間としての存在があります。人間となったとき、自由になります。人と人との間合いがあるから人間なのです。その間合いをいかにとるかということが、生き様になります。その間合いのとり方を、頭脳で戦略的・策略的に考えるためには多大なエネルギーを使います。西野流呼吸法では、頭脳によらず身体で間合いを自在にとれるようにする稽古をします。それが〝対気《たいき》〟という独特のメソッドです。〝対気〟は、人と人が生命エネルギーの双方向コミュニケーションによって、知らず識《し》らずのうちに間合いを体得する方法なのです。

人は、ルールや規則が生きるための条理や規範と思っていますが、自然の摂理の中で、そして重力の中で、それに抵抗しながら生きているのです。無重力状態だと、抵抗がないから自由だと思われますが、決して自由には動けません。そればかりか、宇宙飛行士のように、重力のない宇宙空間に長時間生活しているとカルシウムが抜けて骨が弱ってきます。

重力を横につなげて書くと「動」という文字になります。動くということは自由を獲得することです。重力に抵抗しながら生きること、また張り巡らされた蜘蛛の巣のような規則の中で自由を獲得することに、生きる喜びがあるのです。

自由に動くためには、仕組みの中で身動きがとれない、という前提から離れて生きるという身体を創ることです。生きる身体とは、幾《いく》つになっても衰えない若々しい身体です。

歴史を見ても、多くの偉大な征服者たちが若さを失ったとき、老いを恐れて不老不死を願い、権力への執着からさまざまな法律や決まりごとをつくり、やがて自分を見失って、虚構の中に埋没されることになったのです。生きる身体がなければ、権力、地位、名誉、財産などを手にしても自由にはなれないのです。

〝生涯青春〟という若さを創ることが「自由」ということです。

身体を構成する六十兆個の細胞ひとつひとつの再生能力を高め、いくつになっても自由に動ける身体をつくることです。そのためには呼吸の仕方を極めること。その呼吸法が「西野流呼吸法」なのです。それはとりもなおさず、「自由を取り戻す」呼吸法なのです。

◉目次

第二章　〝身体年齢〟で人生をつくる

第三章 生命エネルギーが引き出す潜在能力

第四章　西野流呼吸法の実践

本文イラスト　うちやまきょうこ
章扉イラスト　SATOMI

西野流呼吸法　生命エネルギー「気」の真髄

第一章

混迷の現代を生きぬく生命エネルギー

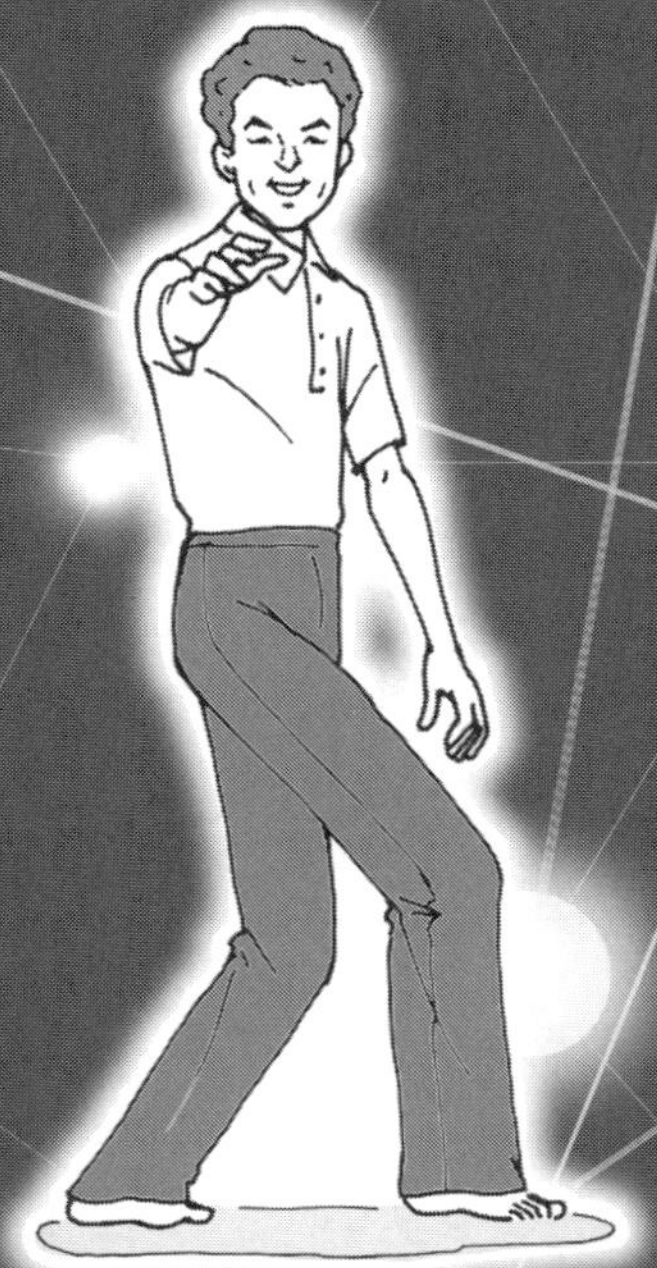

◆生命の歴史から観た呼吸

地球上に初めての生命が誕生したのは、今からおよそ四十億年前だといわれています。最初の生命体である原始細胞は、三十六億年という膨大な時間をかけて単細胞から多細胞へ、やがて魚類へと進化し、その中で水中から自立できる身体の仕組みをつくりあげていったものだけが陸に上がりました。これが、われわれ陸棲動物の祖先です。

四十億年という、気の遠くなるような生物の歴史の中で、最大の出来事は呼吸の変化だといわれています。つまりエラ呼吸である水棲生物が、肺呼吸を獲得して陸に上がったことです。

この学説を日本で発表したのは、ヘッケル（一八三四〜一九一九 Ernst Heinrich Haeckel ドイツの動物学者。「個体発生は系統発生を繰り返す」との生物発生原則を樹立。著『人間創成史』）や、ゲーテの形態学を発展させ生命形態学を完成させたことでも有名な、解剖学者・故三木成夫先生でした。

余談になりますが、三木教授が亡くなったあと三木教授の奥様が西野塾の塾生となり、何年も稽古に通ってきていたのですから何かの縁を感じています。

さて、四億年前われわれ陸上動物の祖先は、初めて陸という未知の世界へと果敢に挑んだわけですが、それはまさに生命をかけた壮絶な戦いだったといえるでしょう。

海で生まれた生物が、陸に上がるということは、どういうことでしょうか。

物理学的に考えると、まず重力の問題があります。水中の重力は、陸上の六分の一といわれていますから、水棲から陸棲への移行は、たとえばわれわれ人間が、宇宙で暮らすようなものなのかもしれません。何千億円もかけてつくったスペースシャトルに乗り、いかなる装備をしていっても、宇宙へ行くことですら失敗をすることがあります。それを考えると、重力が異なる場所で生きるということはいかに大変なことであったか。

そしてなにより、水の中から地上という極限環境の中で生きるためには、原始的なエラ呼吸から空気の中で生きられるように肺呼吸へと、自ら身体の仕組みを変化させることが必要でした。悠久の生物史の中で行われた、命がけの呼吸の変革は、まさに生きていくための細胞の知恵として獲得したものでしょう。

ところで、人類が何億年もかけて歩んできた生命の歴史の進化を、人間の胎児は母親の胎内の中にいるわずか二百八十日ほどの間で追体験し、この世に誕生してきているのです。

最初の生命のもとである受精卵は、アメーバのような原始生物と変わりありません。やがて、分化が進んで細胞の数が増え、胎芽《たいが》という段階になると、エラに似たような器官やしっぽもついていて、胎児は両棲類と変わりない姿になります。さらに成長すると肺ができ、魚のひれのような形をしていたものが手足の形になり、人間の形へと変化していくのです。

生命進化の中で、動物が「エラ呼吸」から「肺呼吸」に身体を変化させることは、大変にリスクの高い変化でしたが、人間の胎内でも、ちょうど受精して、三十八日目ごろ……つまり胎児が魚類から哺乳類に変わるころに、母親がつわりで苦しみ、胎児にとっても流産の危機があるそうです。そしてその危機を乗り越えて、羊水という海から陸上への生活に踏み出した瞬間が出産です。この世に誕生した赤ん坊の初めての呼吸が産声《うぶごえ》なのです。赤ん坊が初めて外界に出て空気を吸いこみ、吐き出すときに出る声、つまり肺呼吸が始まった証しなのです。

このように、胎児の細胞の中には、人間を完成させるプログラムがあって、それにしたがって、母親の胎内という小宇宙の中で生命進化のプロセスを再現して、人間として誕生してくるわけです。それを考えると、自然のメカニズムの偉大さ、その絶妙さに驚かされるとともに、われわれが三十六億年かけてやっと獲得できた肺呼吸をないがしろにしてはいけないと痛感するのです。

さて、エラ呼吸と肺呼吸を考えたときに、この二つの呼吸法のもっとも大きな違いは、自己の意識で呼吸が制御できるか否かということでしょう。

エラ呼吸は、植物性筋肉とも呼ばれる、平滑筋《へいかつきん》を使って行われます。平滑筋は生物に中枢神経が進化する以前に出来た原始的な筋肉です。エラ呼吸は、平滑筋が動かすエラの開閉によって行われますが、これは延髄《えんずい》にある呼吸中枢によってコントロールされています。それは原始的なシステムで、意識で動かすことはできないのです。

肺呼吸は、エラ呼吸より格段に進化しています。肺呼吸を行う呼吸筋（肋間《ろっかん》筋《きん》、横隔膜《おうかくまく》）は、動物性筋肉とも呼ばれる横紋筋《おうもんきん》で出来ています。肺呼吸の場合も、やはり延髄にある呼吸中枢で調節されているため、無意識に働いています。

しかし横紋筋は随意筋であるので意識的により深い呼吸を行うことも可能なのです。

牛木辰男、小林弘祐著『人体の正常構造と機能I呼吸器』(日本医事新報社)によれば、肺呼吸のメカニズムがさらに詳しく記されていますので、以下に述べます。

——呼吸の基本的なリズムは延髄で形成されています。延髄には、背側呼吸ニューロン群(DRG)と腹側呼吸ニューロン群(VRG)があり、これらを総称して呼吸中枢と呼びます。発生学的にはVRGのほうが古く、魚のエラ呼吸では重要な役割を果たしています。DRGは後に肺呼吸をするようになってから発達してきたと推測されています。

呼吸のリズムはpre-Bötzinger complexと呼ばれる部分が自発的なリズムを生成していると考えられています。そして「橋《きょう》」のニューロンによって修飾を受けます。橋の下部には持続性呼吸中枢があり、橋の上部には規則正しい呼吸リズムをつくるように働く呼吸調節中枢が存在します。このように呼吸運動は主に延髄と橋によって調節されています。また、肺呼吸は不随意運動であると同時に随意運動でもあり、意識で呼吸運動を起こすことができます。――

つまり魚は、自己の意識によって呼吸を制御することができません。したがって、魚は運命のままにしか生きられません。

一方、人間は横紋筋を使って自己意識で呼吸を行えます。西野流の〝足芯《そくしん》呼吸〟は、意識を〝足芯〟（足の裏）から脊髄《せきずい》、延髄を通した経路をたどっていきます。これらの呼吸中枢部分も経路上にあるため、さらに根源的な深い呼吸が行えるのです。だからこそ大きなエネルギーが出せ、自らの力で運命をも切り開いていくことができるのです。

エラ呼吸から肺呼吸への呼吸の変化が、画期的な生物進化の飛躍をもたらせたわけですが、この肺呼吸をさらに意識的に深い呼吸へと改善していけば、細胞レベルで生命エネルギーが全身に満ちあふれ、われわれ人間はもっと素晴らしい能力を目覚めさせることができます。生命エネルギーが漲《みなぎ》っていれば、人は他者に対しても親切になれるものです。好意を与えるものは、相手からも好意を返される。こんなふうに、人と人とのコミュニケーションが変わっていけば、世界がもっと豊かなものに変わっていくはずです。

四億年前に、このままでいてはだめだと気づいた生物が、水中から陸上へと偉大なる第一歩を踏み出しました。そして今また、人類は遠い祖先が水の中にいたときと同じような、行き詰まりと閉塞感を世界に感じはじめています。

今こそ生きていくためだけの呼吸を、さらに一歩すすめて改善していくときでしょう。細胞レベルで行う意識的な呼吸法で、自己を変え、ひいては世の中を変え、人類を豊かに変えていく、その素晴らしい変化の連鎖を実現したいものです。

◆いのちの源を考える

人間の身体は、約六十兆個の細胞の集合体です。いのちの源は、これらひとつひとつの細胞なのです。

地球の人口は約六十億人ですから、地球をヒトの身体にたとえると、細胞の数はその一万倍ということになります。地球の人口六十億でも、身近に感じられないほど大きな数です。

たとえば、地球上の六十億の人々が今この瞬間に何をしているのか……ニューヨークのブロードウエイでは、人々が楽しく踊ったり歌ったりしているかもしれません。けれどもこの瞬間、地球のどこかでは飢餓にあえぎ苦しんでいる人もいるはずです。言語も違えば、顔も思想も違う六十億の人々が、泣いたり笑ったりしています。

そう考えると、六十億のさらに一万倍である六十兆個。この数が、いかに膨大であるかがわかります。頭で理解できているつもりでも、実際には決して理解できない数でしょう。

さて、この六十兆個の細胞をクローズアップしてみると、どうなるのか……細胞のひとつひとつの中には、さらに数百ものミトコンドリアが存在しているのです。

ミトコンドリア内では、食物からとったブドウ糖、脂肪酸やアミノ酸から得られたピルビン酸は、酸素存在下においてクエン酸サイクル（ＴＣＡサイクル）に入り、代謝が行われます。そして、ミトコンドリア内膜にあるナノマシン（分子モーター。ナノは大きさの単位、一ナノは十億分の一）ＡＴＰ合成酵素が、反時計回りにクルクルと回転し、エネルギー貯蔵分子ＡＴＰ（アデノシン三リン酸）を産生し、あらゆる生命維持に必要なエネルギーを産み出す働きをしています。

ミトコンドリア内膜にあるＡＴＰ合成酵素が、回転しているという回転触媒説を提案したのは、一九八二年、アメリカの生化学者P.D.Boyerです。その当時、この説は斬新で学会からも受け入れられませんでした。一九九四年、ケンブリッジ大学のJ.E.Walker教授が、Ｘ線結晶回折によってＡＴＰ合成酵素の立体構造を決定し、そのいかにも回転しそうな形から、にわかに回転触媒説が信憑性を帯びてきました。

実際に回転していることを証明したのは、一九九七年、東京工業大学資源化学研究所 吉田賢右教授、慶應義塾大学理工学部 木下一彦教授らです。その論文は科学雑誌『ネイチャー』に発表されています。（Noji H., Yasuda R., Yoshida M. & Kinoshita K. Jr., Nature, **386**, 299-302（1997））

その実験の概要は次のようなものです。酵素のサイズはナノメーター単位で光学顕微鏡では観察することが出来ません。そこで、蛍光色素がラベルされた一～三ミクロンのアクチン繊維を軸に取り付け、ＡＴＰ合成酵素の一端をガラス板に固定し、蛍光顕微鏡により観察しました。そして世界で初めて、回転するＡＴＰ合成酵素の撮影に成功しました。

　この発表が決め手となり、その半年後にP.D.BoyerとJ.E.Walkerが、一九九七年ノーベル化学賞を受賞しました。

　さらに、二〇〇四年一月二十九日発行の『ネイチャー』に、浜松ホトニクス筑波研究所の伊藤博康研究員、吉田教授、木下教授らが、ＡＴＰ合成酵素のモーター軸に磁性を持ったプラスチック玉を取り付け、電磁石で玉を先の実験と逆方向に回転させたところ、回転にともなってＡＴＰが合成されたと発表しました。

(Itoh H., Takahashi A., Adachi K., Noji H., Yasuda R., Yoshida M. & Kinoshita K. Jr., Nature, **427**, 465-468（2004）)

　すなわち、エネルギー貯蔵分子であるＡＴＰがＡＴＰ合成酵素の回転で生成されることが世界で初めて実証されたのです。そして、この分子モーターはリバーシブルに回転し、それにともなってＡＴＰ→ＡＤＰ＋リン酸、ＡＤＰ＋リン酸→ＡＴＰの反応が可逆的に起こっていることが、これらの実験から実際に確認されたのです。

私たちの身体を構成する六十兆個の細胞、その中に数百個もあるミトコンドリア、その内膜にあるナノ分子モーターであるATP合成酵素。数億兆個という、天文学的数のATP合成酵素が、昼も夜もクルクルと回り続け、エネルギー貯蔵分子であるATPを産生し、生きるためのエネルギーを供給し続けている――なんと素晴らしい、わくわくする生命のメカニズムではありませんか。

西野流呼吸法では、仮説として細胞レベルの呼吸によって、このナノ分子モーターの回転に影響を与え、ミトコンドリアのATP産生効率を高めているのではないかと考えています。

そして、ATPが分解してADPになるとき生じるエネルギーを利用して、必要な体温を保ったり、身体を動かすことはもちろん、思考や記憶などの脳の働き、心臓、肺、肝臓、腎臓、胃、小腸、大腸、生殖器などの臓器類の働き、神経系、免疫系、内分泌系などの働き、細胞の再生・修復、アポトーシスなど、あらゆる生命活動を行って生きているのです。

わかりやすくたとえると、人間にとってエネルギーのもとになるのが食べ物と呼吸。そしてエネルギーを生む発電所にあたるのが、細胞内のミトコンドリアで

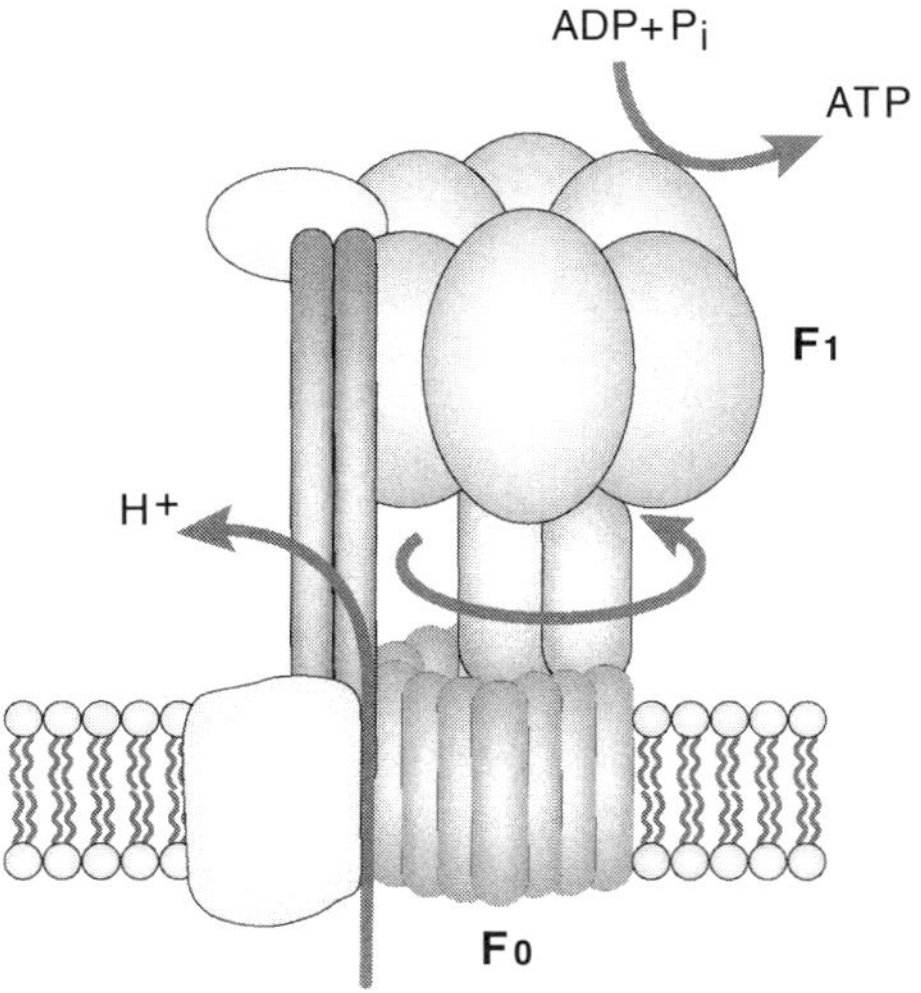

ミトコンドリア内膜で回転するATP合成酵素（概念図）

（Yoshida M., Muneyuki E. & Hisabori T., Nature Reviews Molecular Cell Biology, **2**, 669-677（2001））

ネイチャー・レビュー・モレキュラー・セル・バイオロジーに掲載されているATP合成酵素の構造は、ミトコンドリア内膜に埋まったF_0モーターと膜から突き出たF_1モーターがシャフトで連結された構造をしている。この酵素がATPを合成するとき、まず、F_0モーターがミトコンドリア内膜の内外の水素イオン濃度差を利用して回転する。そして、シャフトが回転をF_1モーターに伝達する。すると、F_1モーターはADP（アデノシン２リン酸）とリン酸からATP（アデノシン３リン酸）を合成する。吉田教授らが観察したのはこのF_1モーターの回転である。

あり、発電機がATP合成酵素といえましょう。人間の身体には、人間がつくったどんな超ハイテク工場にもかなわない、こんなにも精巧な素晴らしいシステムが組み込まれているのです。

ところが残念なことに、人間を形成している六十兆個の細胞すべてが機能しているわけではありません。目覚めて機能している部分と、眠っていて充分機能しない部分とがあることが、最近の医学情報で明らかになってきました。

いい呼吸が行われて、全身のミトコンドリアの働きが活発になれば、機能している細胞が活性化されるだけでなく、「眠れる細胞」をも呼び起こしてくれます。

今ここでこうしている間も、われわれの身体の細胞内で、ナノマシンがクルクルと回って生命エネルギーを産み出しています。

呼吸こそが、全身六十兆個の細胞の活力源となり、いのちの源《みなもと》を開花させてくれるのです。

◆科学とは何か

科学とは「自然の法則を発見すること」です。

基本的に人間は、数学のように答えのあるものを学びたがります。けれども、自然界の中で答えのあるものはほんのわずかです。自然界には数知れないほど多くの答えのないもの、解明されていないもの、そして人知では測りしれない事象がたくさんあるのです。その答えのないものを、一歩一歩手探りで解明していくのが科学という学問であり、これまでの「常識」を超える発見こそが、「真の発見」なのだといえるのでしょう。

西野流呼吸法の発見も、その「常識を超えるもの」といえるのではないでしょうか。たとえば、西野流では〝対気《たいき》〟といって、身体のもつ生命エネルギーの交流を行いますが、〝対気〟では「ノンバーバルコミュニケーション」、つまり言葉を使わないコミュニケーションが可能になります。言葉で捉えられないことを身体で捉えることができるのです。常識的に考えれば、言葉を使わないコミュニケーションなどはありえないということになるでしょう。しかし、これもまた現在の科学では答えの出ていない事象のひとつなのです。

〝対気〟を行うと、ある人は飛び、ある人は走り、転げまわり、そうして自然に笑いだします。

それはなぜなのか。ほとばしる生命エネルギーの交流によって、身体を構成している六十兆もの細胞のひとつひとつが喜んでいるからと言えます。その結果、自分でも考えてもみないような動きをします。

世の中で微生物、植物、動物がすべて連綿として生きているのは、細胞自身が生きることとの快感をもっているからといえます。快感がなくなったときアポトーシス（細胞の自殺）を起こします。そしてその状態が続くと、やがて種《しゅ》が消えると言われています。

〝対気〟によって生じる動きは、生命エネルギーに満ちた「生きる喜び」、生命の根源的な身体表現なのです。その身体表現が、血液の循環をよくし、身体中の細胞すべてを活性化させていくのです。

科学はこれまで、目に見えないものを見えるようにし、聞こえないものを聞こえるようにしてきました。たとえば顕微鏡は、肉眼で見えないウイルスや菌を見ることができるようにして、医学に貢献してきました。さらに、電子顕微鏡の発明は、先端のナノテクノロジーを生みました。また、望遠鏡で天体の星をとらえ、カミオカンデによりニュートリノを捉え、小柴昌俊先生はノーベル賞を受賞されました（ちなみに、小柴先生は由美かおるの大ファンでもあります）。電信技術の発達もまた、これまで聞こえなかった遠くの人の声を聞けるようにし、今では瞬時にして世界中の人々の声を聞けるようになりました。

これらの科学の発展の原動力になるものは、見えないものを見たい、そして聞こえないものを聞きたいという、人間の飽くなき欲求です。そして、それはまた「答えのない学問」への挑戦でもあるのです。今後もさらに、これまで見えなかったもの、聞こえなかったさまざまな未知の事象が解明されていくことでしょう。

その欲求の起こる大もとには、生命エネルギーに満ちた身体の細胞の働きがあるように思えるのです。

人間にはさまざまな感情があって、共通なことを見出して楽しくやろうということは難しいものですが、西野流呼吸法では、あらゆる世代のさまざまな職業や社会的な地位をもった人が、和気藹々《わきあいあい》と楽しく稽古に励んでいます。

呼吸法により、身体の細胞の働きにエネルギーが満ちあふれれば、快適に生きたいという気持が先にたつから、感情に負けることはありません。ストレスや気分の落ちこみに悩まされることもなくなります。

また、細胞が快適になれば免疫能力が高まり、病気に負けない身体になります。やる気や好奇心が出てきて、何事にもチャレンジしたくなります。ささいな感情では左右されない、確立した自己をもつ人間になれます。さらに、誰しもが持っている、眠っていた潜在能力も目覚めてきます。そもそも科学は見えないもの、聞こえないものを追求し、またそれはすべての人間の生命を維持し、より快適に生きること、そのことが発端です。それは、実は細胞が求めているものなのです。

西野流呼吸法は、身体の根元である細胞を活性化させるため、物事の真実を捉え感じる身体を創ります。虚構の社会の中でひるまず、溺れず、快適に生きるための呼吸法といえます。見えないもの、聞こえないものを身体で捉えられるようにするのが、西野流呼吸法なのです。

◆宇宙と生命エネルギー

生命エネルギーとは聞きなれない言葉だと思う人もいるかもしれません。しかし、そもそも生きている以上、野に咲く草も花も、すべての生命体がもっている生命の源《みなもと》が生命エネルギーです。あたりまえのことながら、生命エネルギーなしには、いかなる生の営みも存在しません。そんな宇宙の真理を、われわれはふだん意識しないで生活をしているだけなのです。この生命エネルギーを、広大な宇宙のエネルギーを吸収することによって保っています。

つまりわれわれは、宇宙から生まれた酸素とさまざまな食べ物からエネルギーを与えられて生きています。いや、生かされているといってよいでしょう。

その宇宙のエネルギーを吸収するのは、「呼吸」と「栄養」からです。そのさまざまな栄養から、エネルギーを生み出すのが呼吸です。つまり初めに呼吸ありきなのです。

宇宙と自己、外界と内部。それを直接エネルギーで結んでいるのが呼吸です。宇宙のエネルギーを単に工夫なく吸収しているだけでなく、より深くいい呼吸法で宇宙とエネルギーを循環させることができれば、さらなる大きな生命エネルギーが張《みなぎ》ります。

個々のもつ生命エネルギーはまた、他者とエネルギーを交流させることによっても増幅していきます。根源的な生命力の交流なくしては、生命力を保つことはできないのです。それは孤独とか淋しいからということではなく、人間はひとりでは生きていけないということなのです。

頭で行うコミュニケーションは、言葉のやりとりが主です。身体で行うエネルギーの交流〝対気〟では、言葉よりももっと深いレベルでのコミュニケーションが可能になります。

生物は、生命進化四十億年の中で、エラ呼吸から肺呼吸へと呼吸を変えてきました。さらに細胞レベルでの深い呼吸へと呼吸を変え、他者とエネルギーの交流ができれば、やがて人類すべての間で、ノンバーバルコミュニケーションを行えるようになれるかもしれません。

哲学者、チャールズ・サンダーズ・パース（一八三九〜一九一四）を例にとってみましょう。彼は、当時としては最年少の十六歳でハーバード大学に入学しました。二十歳で卒業し、そのまま研究生として残り、ローレンス科学学校から化学で学位取得。これはハーバードの卒業生としては初の快挙でした。

彼の主張は、「人間が使う言葉、あるいは記号は、人間そのものにほかならない。実際、すべての思考が記号であるというテーマから、人間が記号であるということが証明できる。つまり人間と記号は、『ひと』と『人』が同じであるという意味において、同じなのである。こうして私の自我とは、私の言語体系以外の何ものでもないということになる。なぜなら人間は、思考にほかならないからである」というものです。

彼はまた、反デカルト主義的な認識論から出発し、人間の認識活動を記号過程として捉えました。彼は四つの命題でデカルト主義哲学を徹底的に反駁《はんばく》します。「(一) わたしたちは、内観の能力を持たない。内部世界に関するすべての知識は、外部的な事実に関する私たちの知識から推論によって導き出される。(二) わたしたちは、直観の能力を持たない。あらゆる認識は以前の認識によって論理的に限定される。(三) わたしたちは、記号を使わずに考えることのできる能力を持たない。(四) わたしたちは、絶対に認識不可能なものを把握する能力を持たない」

以上の批判の上に立って、認識とは直観的作用とするデカルトらの合理論哲学を排しました。そして、人間は過去において獲得し、修正し、蓄積してきた膨大な量の知識・習慣・信念に基づき、対象が何であるかを仮定し、それを確かめる形で認識すると主張し、認識とは「推論（アブダクション）」の過程であるとしました（『命の言葉』徳間書店発行より）。

パースは以上のような主張をうち立てた、偉大な哲学者です。パースの主張は人間の知性の奥を捉えている素晴らしい論理です。その彼ですら、言葉と記号の呪縛からは逃れることができなかったのです。

科学が発達し、細胞自体が生命の本体であるという内観が把握できるようになった今では、さらに一歩前進して、言葉（記号）の思考だけで人生を左右する次元を離れて、人と人との間で行う生命エネルギーによるノンバーバルコミュニケーションが広がっていけば、さらに人生に深みと幅が生まれ、新たな世界が獲得できると思います。

◆西野流の〝対気〟

企業の経営者、医師、大学教授、作家、ジャーナリスト、スポーツ選手、芸術家など、さまざまな分野で活躍する人たちが、西野塾に通っています。一般の主婦の方、サラリーマン、学生、高齢者の方も大勢います。ふだんなら交流する機会のないあらゆる職業、またさまざまな地位をもつ人たちが、西野流では楽しく稽古に励んでいます。まさに肩書きや名刺のいらない社会です。

〝対気《たいき》〟の稽古では、企業の経営者の方々が声をあげたり走り出したり、主婦がピョンピョン跳んで、あまりのエネルギーに、指導員が止めようとしても弾き飛ばされそうになったり、大学教授が笑いが止まらなくなるといった、楽しい活気に満ちた稽古場になります。これは、ちょっとふだんでは考えられない光景かもしれません。

とにかく入門者が教室に入っただけで、そこの生命エネルギーにより、立っているだけで気持ちが良くなったり、身体が温かくなるといった快適な場です。〝対気〟の稽古を初めて見た方は、暗示や催眠作用なのではないかと思うほどですが、西野流の〝対気〟は、あくまでもフィジカルなエネルギーの交流であって、決して暗示や催眠などのメンタルなものではありません。

言葉を超えたノンバーバルコミュニケーションを行ったあとは、非常に爽快な気分になります。わくわくとして、生きている素晴らしさ、楽しさを実感できるのです。そうして年代を超えて、跳んだり走ったりできる躍動感のある身体を、自分がもっているということに気づきます。眠っていた自己のポテンシャルに感動します。自分のもつ素晴らしい生命力に気づくと、そのことが、自分の人生においても大きな力になってくれます。

こうした、ノンバーバルコミュニケーションでは、頭で考えた言葉のコミュニケーションでは成し得ない、交友関係や人間関係を広げていくことができます。

あるとき、塾生のひとりである順天堂大学教授・医学博士の酒井シヅ先生が、国際高等研究所のセンサー研究会のメンバーたちを案内して西野塾にみえました。哲学界の重鎮《じゅうちん》で、大阪大学文学部部長の鷲田清一教授、東京大学大学院総合文化研究科の村田純一教授、東京大学大学院情報学環の佐々木正人教授、京都大学大学院理学研究科・人類進化論研究室の山際寿一教授をはじめ、錚々《そうそう》たるメンバーがみえました。

みなさんが西野塾にきて、思わぬ邂逅《かいこう》をしました。それは、東京女子大学哲学科の教授である黒崎政男氏が、稽古場に現れたときのことです。見学に来られた阪大の鷲田教授は「黒崎さん、なぜここにいるの」と非常に驚かれました。黒崎氏は「やあ、こんにちは。私はここの塾生なんです。今日は稽古に来たんです」と、にこにこしていました。

東大、東大大学院を通じてカントを専攻し、時代の先端をゆくＩＴやロボットの論文などで有名な哲学者が、呼吸法の稽古をしているという、頭脳知のテリトリーの人間が身体的な追求をする姿に、鷲田教授は驚かれたようです。西野流には何かがあると感じられたのでしょう。

また、見学に来られたメンバーのひとり、京大霊長類研究所の山際先生は、〝対気〟の稽古を見て、ご自分の研究である「ゴリラのディスプレー」についてのインスピレーションを得られました。ディスプレーとは、求愛、攻撃、確認など相手とのコミュニケーション時の動作や泣き声をさしますが、ゴリラがなぜそういう行動をとるかというのがよくわからなかったそうです。解釈として、サルというのは縄張り争いがあって、それを避けるためにそういう行動をするのではないか、自分の力を誇示するためにやるのではないかと思っていました。ところが〝対気〟を見て、それは違うのではないか、ゴリラのディスプレーが西野塾の〝対気〟と同じではないのか、生物のもつ尊厳を解くカギになるのではないかと思いました。生命エネルギーが満ちた、その喜びの、そして歓喜の動作ではないかということに思い至ったそうです。

思いもかけない場所での、学者同士の邂逅。そして思いがけないところから得た、研究のインスピレーション。西野流には、しばしばこうした「偶然」の「必然」が起こります。

◆身体的な感覚を磨く

人間はともすると短絡的に、目に見えるもの、耳で聞こえるものだけを体験もなしに正確な知識・情報だと信じる傾向にあります。そのことに、知らず識《し》らずにしばられて生きています。その奥にあるものが何かということを、とかく見極めようとしない傾向があるので、バーチャルである現実の中で振り回されてしまうのです。

人間は、謙虚さをなくしてはいけません。見えないもの、聞こえないものが、この世にはまだまだいくらでも存在しているということ、自分が知っていること以外は、実は何も知らない、己の無知に気づくべきでしょう。

見えないものが見え、聞こえないものが聞こえるようになってきた。これは、ハイテクノロジーを用いた大収穫だと思うのです。

しかし一方で、われわれ人間はテクノロジーに頼ることにより、身体として、そして生物として見えないものを見、聞こえないものを聞く感覚的なものを置き去りにしてきたことを忘れてはいけません。

ひとつの例をいえば、味覚や嗅覚の問題があります。

現代人は、昔の人々にくらべてはるかにグルメでしょう。さまざまな素材を使った素晴らしい料理を味わい堪能し、微妙なソースの味にもこだわりをもちます。しかし、もっともプリミティヴな面においての味覚についてはどうでしょうか。

そんなにすぐれた舌を持っている現代人が、なぜ食中毒を起すのか。それは、味覚や嗅覚が鈍っていることにほかなりません。食べていいもの、いけないものの見分けがつかないほど、舌も鼻も鈍感になっているからです。

この身体的な感覚、いわゆる視、聴、嗅、味、触の五感といわれるものは、これまでは、脳の伝達によって感じるものだと思われてきました。

しかし、現在は細胞レベルで感じるものであるということがわかっています。

熱いものに触れるとパッと手を離す。これはフィードバックの法則で、信号が神経から脳に伝わって筋肉に離れろと命令するから手を離す、という説でしたが現在は違います。蛙の脳を撮影して神経の命令系統をチェックしたところ、脳から命令がいく前に、筋肉だけのレベルで身体を離していることがわかっています。また蛙の脳を除去して、手足にショックを与えたところ、同じように反射することがわかりました。

つまり、熱いという感覚を身体の細胞が感じて、瞬間的に身体を離しているわけです。

味覚においても、同様のことがわかっています。私が医学生時代には、味覚は舌にある味蕾《みらい》という器官でキャッチするものであり、舌には甘味がわかる部分、苦味がわかる部分といった分布図があると教わってきました。しかし、現在では舌に、はっきりと特定な区分はないという説が出てきました。味蕾のセンサー、嗅覚、口蓋《こうがい》や歯までもが全体として味覚を担っていることがわかってきました。

五感というものは、細胞レベルのものであるということ。科学でそこまで解明されるようになっています。細胞がいかに素晴らしい「知」をもっているかを理解していただけると思います。

呼吸法を行うと、五感がさえてきます。さらに五感だけではなく、第六感というべき能力も発達し、見えないもの、聞こえないものをも捉えることができるようになります。

◆〝身体知〟を広げる

かつて、人間の生命の源は「心臓」にあるとされていました。それがデカルト（一五九六〜一六五〇）が出た十七世紀ごろから解剖学の発達により、心臓は血液を送るポンプであることがわかり、「脳」の時代へと移ります。

長い間、「脳」こそが人間を支配する、唯一絶対的なものであると信じられてきました。近代は、脳は知的な存在であり、身体は機械的・肉体的であるという考え方で、脳を中心に人間の営みが行われてきたといっても過言ではないでしょう。

しかし、今や生命科学の発展で、人間の生命の根源が身体を構成する六十兆の細胞の中にあること。そして、その細胞のひとつひとつが素晴らしい「知」をもっていることが明らかになっています。これを西野流では〝身体知〟といいます。「脳は万能である」という考え方は、一方的といえます。実際、身体というのは非常に知的な存在なのです。

身体には、免疫システムがあります。免疫とは、体内にとっての異物が侵入したときに、それを排除しようとする力ですが、その最前線に立つのが白血球です。体内にウイルスや細菌が侵入してくれば、白血球の免疫細胞が、それこそパトリオットミサイルのように、即座に攻撃をしかけて駆逐してくれます。免疫細胞が正常に働いていれば、病気になりにくい身体となります。また細胞は、素晴らしい修復能力も持っています。こうした免疫細胞などによる防衛戦や修復作業が、私たちの体内では二十四時間休むことなく繰り広げられています。

つまり身体は、脳の構造や機能とは別に、細胞レベルで、「利」となるもの「害」となるものを判断する基準をもっているということです。脳そのものには、このような〝身体知〟的な働きはありません。脳は、超高度なコンピュータとでもいうべき働きのある機械的な存在です。脳にインプットされたものを、脳内で演繹《えんえき》や算出などあらゆる機械的な作業を行ってアウトプットしているのです。

　このため、インプットされる情報しだいで洗脳されたり、体験を経ずして多量に情報のインプットが可能なので、真実を見抜くことが難しいのです。もし脳に有害なもの、すなわち害になる情報を察知し排除する防衛機構、すなわち情報に対する免疫能力があれば、人間はもっと安らかに生きることができるでしょう。無用なストレスをためることもなければ、マルチ商法に簡単にのせられて、だまされることもない。また、つくりごとの多い既成概念にとらわれることもありません。

　脳は、超高度な情報処理能力をもつスーパーコンピュータではありますが、脳もまたＤＮＡの指令によって造られた、身体の器官の一部分であることを忘れてはいけません。

　真の意味で脳を知的に働かせるためには、身体のあらゆる部分の〝細胞の知〟が必要なのです。頭脳知だけに頼ると真実を見誤りがちです。頭脳知に振り回されずに、〝細胞の知〟を働かせるには、いい呼吸をしてミトコンドリアの働きをいきいきと活性化させること。それは〝身体知〟の領域を広げていくということです。

◆〝細胞の知〟と「暗黙知」

科学哲学者のマイケル・ポランニーは、「知」には、言葉によって語ることができない、「暗黙知＝Tacit Knowledge」があるという概念を提唱しています。たとえば、自転車に乗ることができたとしても、どのようにすれば乗れるかを言葉で語ることは困難でしょう。しかし、頭の中でこねくりまわした難しい理論を知らなくても、確かに自転車に乗れる「知」がある、このような知を「暗黙知」としています。

生物は呼吸を変えることにより、水棲から陸棲動物となったのです。その肺呼吸の能力のもと、ヒトは細胞レベルでの能力をのばし、科学を発達させて、あらゆる生き物の頂点にたったのです。それは頭で考えて行ったのではなく、身体の自然な要求にしたがったのです。それはたとえば、窮地に陥ったときに、ため息をついたり、病気で苦しんでいるとき、うなり声をあげて身体を助ける呼吸を行ったり、疲れるとあくびが自然に出たりして、苦境を脱したり、快感を感じたりするのと同様の〝身体の持つ知恵〟です。このように本来「細胞」にそなわった知恵が「暗黙知」といえるのではないでしょうか。

西野流呼吸法は、悠久の生物進化の歴史の中で獲得した、人間にしかできない「呼吸を変える」という行為を身体で捉えなおし、わくわくさせながら生きるためのメソッドとして科学に基づき体系化したものです。

呼吸法を実践していると言葉によらない「知」を捉えることができるようになります。

また、西野流の〝対気〟では、生命エネルギーを受けると身体の細胞がいきいきとして、動きが自己の身体能力をはるかに超えます。これは言葉なくして通じる生命エネルギーの交流、すなわち、まさにポランニーが求めた「暗黙知」の世界での科学証明というべき身体能力の表現なのです。

言葉なくして通じるコミュニケーションはまた、細胞の再生にも働きます。細胞内のミトコンドリアの働きをよくし、エネルギーの変換効率を高め、生命エネルギーを高めていきます。人対人の言語によるコミュニケーションに加えて、ノンバーバルコミュニケーションがあれば、コミュニケーションがより深まります。それは、そのまま人間の生き方の幅が広がるということにもなります。

◆人間は「ごっこ」をする動物である

動物は呼吸と食べ物で生きています。摂取した栄養を体内でエネルギーに変えるのは酸素ですから、生きる大もとにあるのは呼吸です。

こうして動物は、呼吸と食べ物でエネルギーを得ながら連綿として生き続け、約五百万年ほど前には、ヒトはサルから分かれ、さらに独自の進化をとげてホモサピエンスに至ります。

初めに食物を得る手段は、「採集」と「狩猟」でした。食物を効率よく得るために、狩猟であれば弓矢を鉄砲を、という具合に次々と新しい道具を発明していきました。辞書に「コツ」とは、「物事を行う勘どころ。呼吸」とありますが、まさに呼吸の力によって、ヒトは道具をつくるコツをつかんでいったのです。

自分の住む地域だけでは、自己を充分に養うだけの採集と狩猟ができないという問題が生じてきたとき、「採集」が「農耕」になり、「狩猟」が「牧畜」へと替わっていきました。

科学の始まりは、「農耕」と「牧畜」から生まれたといっても過言ではないでしょう。肥沃な土地や獲物を求めてテリトリーを広げることは、交通輸送機関の発達へとつながりました。石炭、石油など、エネルギーの発見で産業革命を生み科学を大きく進歩させせました。

この素晴らしい人間の行動力の大もとには、呼吸の力がありました。動物は四肢で動き舌を出しながら呼吸していますが、直立で行動できるようになったので、知らず識《し》らずのうちに呼吸の仕方が変化してきたのではないでしょうか。直立の生活に対応して、呼吸の仕方の変化をともないながら、脳に酸素を送るという呼吸になったのです。

そして現在、科学は物質文明を飛躍的に豊かにしましたが、同時に化学兵器や核兵器の発明などにより、戦争は大規模になり、環境破壊は地球規模にまで拡大しています。

科学の目的は、生きるためのエネルギーを得ることにありましたが、その本来の目的から、はずれてゆく傾向にあります。われわれは、「豊かだから、幸せなのか」を真剣に問うべき時期にきています。

科学が進み、肉体に替わって頭脳が社会の中心となったとき、脳が生み出したバーチャル社会の中で、私たちは日々生きるための「狩猟」ごっこ、「採集」ごっこをしています。

しかしながら、「社会」という仕組みの中で、便利とか都合がいいといったものに埋没してしまうと、自分はアイデンティティーをもって生きているつもりでも、実はあいまいであることに気づきません。仕組み社会の中で、歯車のひとつに組み込まれていることも自覚せず、ただただ自己主張とか、他を省みない自己保身とかに汲々《きゅうきゅう》としてしまう――そのような傾向がある現代人は、「生きる」本来の意味を忘れてしまったように思えるのです。ここまで仕組み社会ができあった時点で、私たちはもう一度「生きる」原点に立ちかえるべきでしょう。

それには、何をなすべきか。いろいろな考え方があるでしょうが、西野流ではまず大きく深い、いい呼吸をする、すなわち〝足芯呼吸《そくしんこきゅう》〟を行います。すると、「生きる」ということが細胞レベルで体感できるようになります。

西野流は、「生きる」ことの大もとにたって、与えられた素晴らしい生命をまっとうすることを目的とするメソッドです。

西野流呼吸法を行うと、自然に生命エネルギーが満ちてきて、生きていることの素晴らしさ、生きる楽しさが、頭ではなく身体で感じられるようになります。ともすると見失いそうになる自己の存在、すなわち、アイデンティティーがしっかりと見えてきます。

◆直感による理解こそが「未知」を「有知」に変える

宇宙飛行士のエドガー・ミッチェルが宇宙に飛び立ち、地球がかなたに浮かび太陽の周りを回っている光景を目のあたりにして、「あっ、これは頭で理解していた地球ではない」という、非常に本能的な思いが腹の底からこみ上げてきたといいます。

エドガー・ミッチェルは、地球というものを肌で感じ、直感による理解というものがあることに思いあたったわけです。

頭で行う観念的な理解は、往々にして知っているつもりになっているだけであって、ものごとを本質的に理解をしたとはいいがたいでしょう。

ひとつの例に「時間」という概念があります。

時間は全宇宙において、同じように流れるものであるというのが時間の概念です。したがって通常「時間」というと、われわれは無意識に等質の時間を想定しています。

しかし、アインシュタインも一般相対性理論の中で、時間は等質のものではないと言っていますが、時間は相対的なものです。また、楽しいことをすると時間が短く感じられるといったように、体感的なものであることも忘れてはいけません。

人間の身体には、頭で考える知力以上の大きな能力が宿っています。その能力はエドガー・ミッチェルがいっていた直感による理解につながります。

直感による理解は、瞬時に永遠をつかみ、「未知」を「有知」に変えてくれます。そして、この能力こそが〝身体知〟であり、〝細胞の持つ知恵〟なのです。

◆ミトコンドリアと呼吸法

一九五三年のＤＮＡの発見を機に、ＤＮＡ研究は飛躍的な進歩をとげ、細胞や

ＤＮＡといったミクロ、ナノレベルでの解明ができるようになりました。

一九九〇年には、人間の全遺伝子を解明しようとする「ヒューマンゲノム計画」が日本及び欧米諸国共同でスタートし、二〇〇〇年には全遺伝子の大枠の解析を終えたと発表しています。

ライフサイエンスやバイオテクノロジーに寄せられる一般の関心も高まり、ＤＮＡやゲノム、ミトコンドリアといった言葉も、今や日常の会話で交わされるようになりました。

西野流呼吸法はそのようなブームとはまったく関係のない、身体の真実を追求する中から編み出されたものです。私が二十三年前に上梓した『西野流呼吸法』（講談社刊）にミトコンドリアと呼吸法について述べています。その一部を抜粋してご紹介しましょう。

——呼吸があらゆる生命体を輝かしく開花させるものであるということは、気がついてみれば当然のことである。

生命のルーツを探ってみよう。二百億年前にビッグ・バン（大爆発）によって宇宙ができた。その宇宙という物質世界の片隅にある太陽系のひとつの惑星、地球に三十億年ほど前から生物（有機体生命）が発生した。有機体生命とは、細胞体といってもよかろう。この細胞体には、ミトコンドリアという粒状、棒状の小体が含まれている。ミトコンドリアは、生命が呼吸を続けていくうえで重要な酵素を生成し、エネルギーを生む場としての役割を果たしている。つまり、「はじめに言葉ありき」といういい方をすれば、「はじめに呼吸ありき」ということになる。――

このように、ミトコンドリアと呼吸については、すでに明示していました。

また今から数年前になりますが、現在オートバックス監査役をしておられる嶋谷長和氏との四十年ぶりの邂逅《かいこう》の折、私が感慨深く思い出したことがあります。

昭和三十三年（一九五八年）――私はバレエをテレビで放映しようという画期的な計画をたて、読売テレビで西野バレエ団のユニット番組が始まりました。「エビオス・バレエ劇場」という番組です。番組は、三年有余にわたり、数々の作品を放映し、バレエ及びテレビ文化貢献の一翼を担っていました。その間、皇太子様（現平成天皇）御成婚記念の創作バレエも放映しました。

番組のタイトルのとおり、スポンサーは、エビオス薬品工業株式会社（アサヒビール一〇〇％出資の子会社）です。そして、当時エビオス宣伝課長をしておられたのが、若き日の嶋谷氏でした。嶋谷氏は、アサヒビール本社からエビオスに出向されていたのです。退職時はアサヒビールの取締役でした。

エビオス・バレエ劇場では、スポンサーの生コマーシャル（当時のCMは、録画撮りではなく、スタジオの生撮りのコマーシャルでした）があり、番組だけでなくコマーシャル部分も、私が嶋谷氏と共作していました。

さてその嶋谷氏が、高津高校の同窓会において、京都大学医学部卒業の医学博士で、大阪で三代続く、著名な医療法人竹森産婦人科医院の院長である竹森正義先生と旧交を温めた折、その竹森先生が西野塾の古参塾生であることを知りました。そしてぜひ私と再会したいとの伝言を竹森先生に託しました。私はそのことを聞き、懐かしさで胸がいっぱいになりました。

お互いに連絡がとれ、西野塾に嶋谷氏が来られることになり、四十年ぶりの再会をはたしたのです。そして、西野塾の塾生である順天堂大学医学部教授の酒井シヅ先生、朝日新聞編集委員・飯塚眞之氏ご夫妻、『実業の日本』論説委員の根本伸一氏、資生堂開発研究部長の齋藤力氏らを交えて歓談した折、嶋谷氏が昔を回顧して、こんなことを言われました。

「当時、西野先生がおっしゃったことで、いちばん印象に残っているのは、DNAについてです」

この言葉に、一同、思わず「ほー」という感動の声をあげました。嶋谷氏は、四十年前のエビオスの生コマーシャルでの商品説明で、私がDNA（デオキシリボ核酸）について触れたことについて言っておられるのです。エビオスの錠剤の中には、核酸が含まれているからなのですが、一九五三年、ワトソンとクリックがDNAの構造がダブル・ヘリックス（二重らせん）であることを発表して、まだ間もないときのことでした。

「西野先生は、人体を構成しているのはDNAで、その生命の神秘とも言うべきDNAの追求こそが、これからのテーマなのだと、四十年前にはっきり明言されていたのです」

この嶋谷氏の鮮烈な思い出話は、私にとって「DNA」や「細胞」さらには「ミトコンドリア」に対する考え方や捉え方が、西野流を創始する底辺にしっかりあったことを物語っているといえるでしょう。

科学は「不思議」から始まります。なぜそうなるのかわからない。けれども現象すなわち事実として現れたものがある。その「なぜ？」を研究し、分析して、あとからできたものが科学なのです。

西野塾には、西野流呼吸法や〝対気〟によって病気の回復力が高まった人、老眼や近視などから視力が戻った人、後退していた髪の毛が生えてきた人、そして男女を問わず八十歳代という年齢を超えて、若々しく健康体である塾生たちが大勢います。

また余談になりますが、医学博士であり、『ジュラシック・パーク』など科学の知識に基づいたベストセラー小説で有名な、世界的な作家マイケル・クライトン氏が西野塾を見学に来られた折、稽古着姿の私を見て"He is a living demonstration of his method!"（彼の存在そのものが西野流呼吸法を現している）と感嘆されました。

これらの「事実」、西野流の不思議が科学で証明される日も、そう遠くない将来訪れることでしょう。

◆医学・バレエ・武道との出会いから呼吸法の発見

この呼吸法を発見するまでの、私のさまざまな出会いについて話します。

中学時代の私は、哲学書を貪るように読み、人生のあり方を模索していました。しだいに関心は「生命の真実」「身体の構造」へと移ってきました。どうしても解明したいテーマは「人間はなぜ生きているのか？」ということでした。それには、さまざまな答えらしきものがありました。たとえばパスカルは「人間は考える葦《あし》である」[*73ページ]といい、デカルトは「われ思うゆえに、われあり（Cogito ergo sum）」……等です。どれも素晴らしい答えですが、しかし私は、それらの答えに充分には納得できませんでした。

そこで、私はさらに答えを求め、いのちというものを探求するために、医学を志し、大阪市立医専（現・大阪市立大学医学部）に入学しました。

医学を学ぶうち、人間の身体がもつ可能性の大きさと、運命と呼ぶ以外にない生と死のドラマに何度となく直面しました。当時としては最高の治療をしているのに亡くなる人がいたり、手の施しようがない人が回復し、退院したり。そして「生きていることとは何か」という身体と生命の真理を追求したいという思いが高まる中、終戦を迎えました。

　敗戦はショックでしたが、目に見えない垣根が取り払われたあとの、柔軟でのびのびとした印象があります。

　人はなぜ感動するのか、美しいものに憧れるのか。ひょっとすると「生きるということは感動ではないか」という想いになりました。

　もともと運動が得意で、中学時代は一万メートルマラソンでいつも一位。身体能力が備わっていたようです。身体で何かを表現したいという欲求もあり、そのころから私は音楽や演劇の世界に惹かれていきました。親友の奥田清君（のちに大阪市立大学教授）とふたりで、解剖実習が終わると手元からホルマリンのにおいをさせながら、ギター教室に通ったものです。

　そんなある日、ギターの楽譜を探しに古書店をのぞいているときに、私は偶然に一冊の本と出会いました。

　二十世紀初頭に、ヨーロッパの芸術界全体に多大な影響を与えた大プロデューサー、セルゲイ・ディアギレフに関する書物です。この一冊の本との出会いが、私の人生を大きく変えることになったのです。

ディアギレフは当時のロシアの貴族の出ですが、芸術に憧れ、ペテルブルグ（サンクトペテルブルグの古称）の劇場に入り、プロデューサーになります。

　その仕組みの中で飽き足らず、もっと自由を求めてヨーロッパに渡ったディアギレフは、パリとモンテカルロを本拠として、天才的なニジンスキーやアンナ・パブロワをはじめ、多数の優れた舞踏家を呼び、バレエ団（バレエ・リュス）を結成します。

　舞踏家だけでなく、舞台美術の背景をピカソ、マチス、ルオー、ブラックなどの画家に、台本をジャン・コクトーやクローデルに、作曲はラヴェルやストラヴィンスキー、ドビュッシーたちに依頼したのです。

『ディアギレフのバレエ・リュス展：舞台美術の革命とパリの前衛芸術家たち』（セゾン美術館）によれば、

――バレエ・リュスは、まず総合芸術実現の「場」でありました。バレエ・リュス以前のバレエは、音楽は振付け上の細かい規定に束縛されながらバレエ音楽を作曲し、劇場付きの職人が舞台装飾をしました。

　今日のダンスシーンにおいては、音楽や美術は省略される場合も多い。ディアギレフは、音楽や美術を舞踊そのものと等しく重要なものと考えていました。そのため自ら音楽家、画家、振付家を選び、あるいは探し出して制作を依頼し、緊密に共同で制作できる機会を用意しました。

バレエ・リュスは、芸術家たちがジャンルを超えてひとつのステージをつくり上げるために集うコラボレーションの場でした。芸術家はバレエ・リュスに作品を捧げる一方、バレエ・リュスから創作のインスピレーション、異なるジャンルの芸術との交歓、観衆の反応と批判、人脈、名声といったものを得ることができたのです。

ディアギレフのバレエ団で踊り手として活躍したジョージ・バランシンは、ニューヨークに渡り、ニューヨーク・シティバレエをつくりました。そして、数々のシンフォニック・バレエを創作しました。

その中の副バレエマスターで、「ウエストサイド・ストーリー」を振付けたことで有名なジェローム・ロビンズは、一九一八年ニューヨークで生まれ、振付けをアントニー・チューダー氏らに習いました（私のニューヨーク・メトロポリタン・オペラ・バレエ・スクール留学時代の振付けの師もアントニー・チューダー氏であり、不思議な縁を感じました)。

ディアギレフバレエ団のバレリーナ、ニネット・ド・バロワはイギリスに渡り、ロイヤル・バレエ団をつくりました。英国に、初めて王立バレエ団をつくったのです。また、第一舞踊手だった名バレエ・マスター、セルジュ・リファールは、パリ・オペラ座の芸術監督になりました。

このようにディアギレフは、現在の世界のバレエ界に多大な影響を与えました。バレエという総合芸術を受け皿として、二十世紀を代表するような芸術家たちを見出し、育て、発展させたディアギレフ。彼がヨーロッパ文化に与えた影響力は、はかりしれないほど大きかったのです。二十世紀にルネッサンスを再現させた偉大な貢献者と、今なお賞賛されています。

当時、パリの知識層の間では「バレエ・リュス(ディアギレフバレエ団)」のファンであることが、エグゼクティブや芸術家たちのステータスと教養のシンボルであり、当時のバレエ・マニアという言葉は、その人たちの呼称だったのです。

人々の心を揺さぶり、感動させ、人生さえも変えてしまうことがある芸術的感銘。その要《かなめ》の位置に、天才的プロデューサー、セルゲイ・ディアギレフはいたのです。

ディアギレフは、自分ひとりの運命でなく、何人もの偉大なる「芸術の巨人」たちの運命を拓いたために、世界の数多くの人々を何世紀にもわたって幸福にしてきました。これはとてつもなく偉大なことだと思いました。

「医学も芸術も、身体を媒介として他人に働きかける。医者として、身体を通して生きる意味や根源を追求することもやりがいのある人生だが、より根源的で包括的な影響力があり、人間の中から輝くものを湧き出させようとするなら、まずディアギレフが展開した芸術の道を目指すべきではないか」と、私は考えました。

当時小林一三《いちぞう》氏（東宝・宝塚、阪急電鉄創設者）が、歴史ある女性だけの歌劇団のほかに、女性のみでない本格的な西欧に匹敵するバレエ団とオペラ団を創設する計画を立て、宝塚歌劇団が男子部員を募集しました。応募資格は大学の新卒か、大学在学中の心身健康な男性ということで、全国から八百名の応募があったのですが、合格したのは私を含めてたったの三名でした。三名ではバレエ団やオペラ団はできず、結局、私たちは音楽とバレエのレッスンを受けることになりました。その中で、私だけが抜擢され宝塚音楽学校のバレエ教師となり、歌劇団の振付けを担当することになったのです。

私にとって、宝塚音楽学校での教師生活は、まるで天国のようでした。素晴らしい劇場があり、美しい女性たちに囲まれ、宝塚温泉があり、そして何より好きなバレエの仕事ができる——その夢のような世界の中で、満足し溺れそうになりました。それをグッと踏みとどまったのは、自分が何を求めているのかをハタと思い起こしたからです。「生きる根源」を求めること、「生きることとは何か」を求める志は、決して私から離れることはありませんでした。

一九五一年、私は本格的なバレエを学ぶために、宝塚音楽学校を辞めて、ニューヨークのメトロポリタン・オペラ・バレエ・スクールに留学しました。そこでは、先のアントニー・チューダー氏とともに、世界最高のバレエメソッドといわれたチェケッティ・メソッドを確立した偉大なるバレエ教師、エンリコ・チェケッティの直系であるマーガレット・クラスケ女史が、「ニッチ」「ニッチ」といって、少し高いトーンの声で、私を可愛がり、指導をしてくれました。クラスケ女史は、若きころ、かのセルゲイ・ディアギレフバレエ団の名ソリストでもありました。

一年の留学を経て日本に戻り、私はバレエ団を結成します。古典バレエの「白鳥の湖」「ジゼル」などの名作や、現代作品「若者と死」、「シンフォニック・バレエ」などを、全国各地の劇場で精力的に公演し、西野バレエ団は、日本の黎明《れいめい》期《き》のバレエ団のひとつとなりました。

ちょうどその時代にテレビが誕生し、新しいメディアを通してバレエの美しさ、素晴らしさを問うことが私の新たなテーマになりました。日本テレビ系列の読売テレビで「バレエ劇場」のタイトルで放映し、テレビの世界に進出しました。その企画・構成力が評判となり、NHK「歌のグランドショー」の企画構成をはじめ、日本テレビの「ゴールデンショー」「レ・ガールズ」など数々の番組を手がけました。時の人となりTBSのドキュメンタリー番組「現代の主役・西野皓三」として取り上げられました。

そのころ、睡眠時間は平均約三時間。東京―大阪間を日帰りで飛び回るという、超多忙な日々の中で、生きる充実感は充分にありましたが、自分の求めている「生きる根源を解明する」ところとは、違う方向に行っているのではないかという疑問もありました。

西洋のバレエ芸術の中で、「生きる感動」の一端は捉えましたが、ほかのジャンルの中にも「感動の根源」というものがあるのではないか……私の目はしだいに東洋に向いていきました。

一九七五年、私は「和の武道」といわれる合気道に入門しました。幸いバレエで身体ができていたので、異例の早さで昇段し、三年目で代々木の紘武館《こうぶかん》道場で師範として教えることになり、現在も財団法人合気会の評議員となっています。

さらに中国拳法を、拳聖といわれる澤井健一老師に学び、七段位をいただいております。西洋の医学、バレエ、東洋の武道を通じて〝感動の生まれる根源は呼吸にあり〟と閃《ひらめ》いたのです。

そして、毎日何時間もかけて呼吸法の探求と修練に没頭し、ついに西野流呼吸法を編み出しました。身体の細胞のひとつひとつが、呼吸によって反応していることを、身体で捉えることができたのです。これは頭で考えたことではなく、身体が会得したものです。そして、それがのちに科学で捉えることができた「呼吸が、生命エネルギーを生み出すミトコンドリアに働きかける」ことであったのです。

まさに、これが私とミトコンドリアとの出会いでした。

いのちの源《みなもと》は、身体を構成している細胞のひとつひとつにあり、その細胞の生命活動に必要な、ほとんどのエネルギーをつくりだしているのがミトコンドリアです。

よりよく生きるということは、呼吸法を変えて、ミトコンドリアをいきいきと働かせることにほかなりません。

＊（64ページ）「人間は考える葦《あし》である」

原文では“L'homme n'est qu'un roseau, le plus faible de la nature; mais c'est un roseau pensant.”

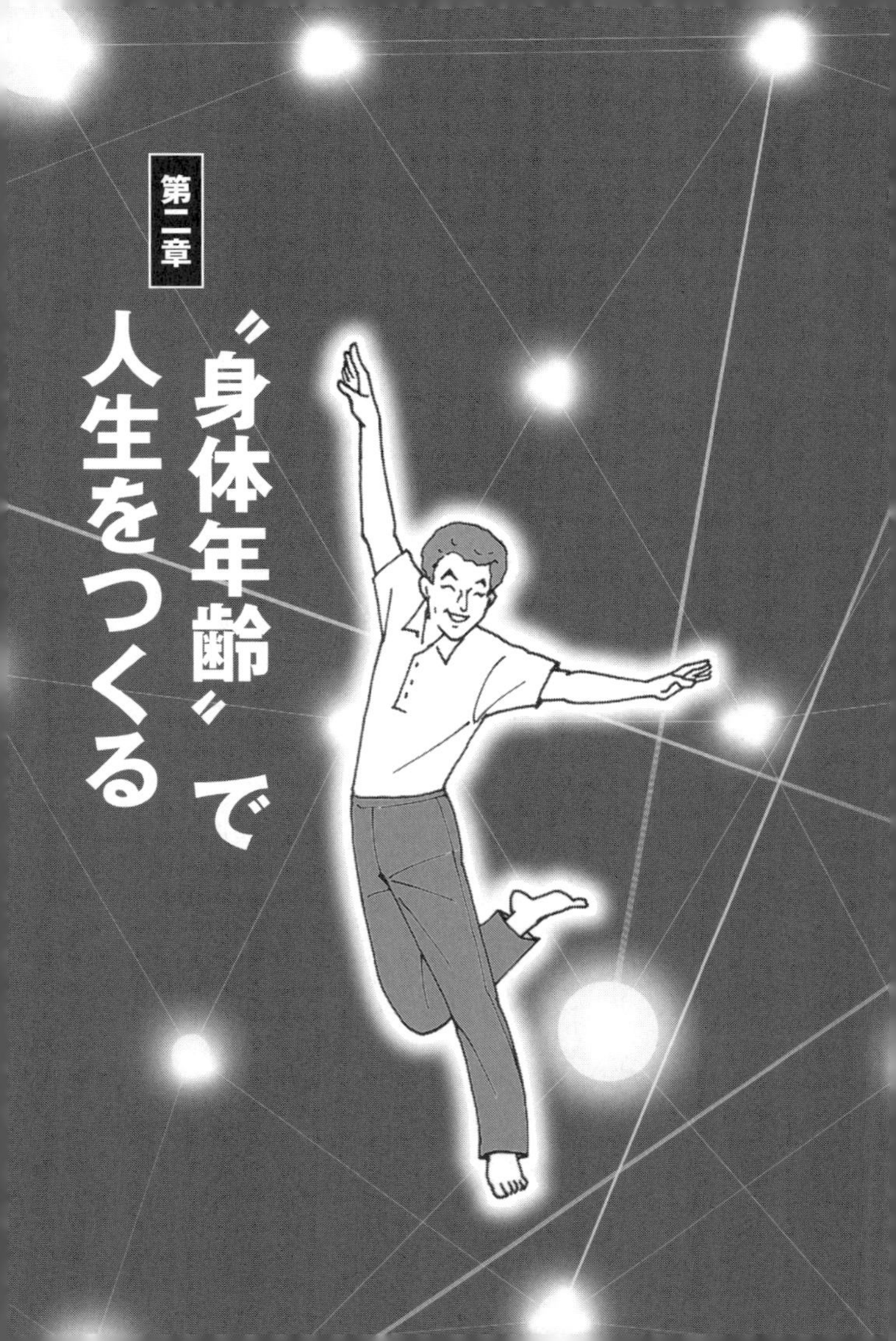

第二章

〝身体年齢〟で人生をつくる

◆人は百二十五歳まで生きられる

日本人の平均寿命は、八十歳超。世界の名だたる長寿国となりました。人生百歳という時代も、近い将来訪れることでしょう。

しかし、百歳といっても暦の年齢で、年相応に生きたことになります。西野流で培った〝身体年齢〟では、百歳が百歳ではありません。ある人は七十歳かもしれません。ある人は、五十歳の生命力で若々しく生きています。それが〝身体年齢〟ということなのです。

では、ヒトはいったい幾《いく》つまで生きられるものなのでしょうか。

現在では、ヘイフリック（Leonard Hayflic 現カリフォルニア大学医学部教授）の限界説によって、ヒト細胞の分裂・再生回数は、約五十回までが可能であり、それを過ぎると、分裂を止めてしまうことが認識されています。

ところで、ヒト細胞の分裂・再生というものは、二年半から三年毎に行われています。ですから、仮に二・五年毎に一回の分裂・再生をすれば、二・五年×五十＝百二十五年（三年毎とすると百五十年）……つまり、人間の細胞は、百二十五歳まで生きられることになります。その細胞の分裂・再生のことを、リモデリング、リジェネレーションといいます。

ヒト細胞のリモデリング、リジェネレーションという仕組みをわかりやすく説明すると、コピー機でコピーをとることに似ています。

若いうちは、細胞を上手にコピーすることができますから、いきいきとした細胞を常に再生することができます。年齢でいえば、十八歳ぐらいがいちばん上手にコピーができる時期だといわれています。そして、それ以降は徐々に、コピーが下手になります。いわゆる、コピーもれが起きたり、コピーの文字が薄くなったり、またかすれたりするようになってくるのです。実際には、活性酸素や紫外線などの影響で、突然変異や分子レベルのＤＮＡ損傷が起こり、修復されずに蓄積されていくのが老化の一因と考えられています。

いかに細胞を活性化させるか……これには、細胞すみずみにまで及ぶ深い呼吸が、大きなカギとなるのです。

もちろん、人間の身体の仕組みとしては、特に呼吸の仕方というものを意識しないでも、肺呼吸と細胞呼吸は行われ、生命活動の維持をしています。実際われわれは、生命の限界寿命が明らかになる以前の常識的な寿命まで生きてきたので、栄養、病気等の予防、災害対策などは講じていても、呼吸のことをあまり深く考えずにすんできたのです。

しかし今日では、生命のメカニズムについて遺伝子レベルで解明することができるようになりました。

ヒトの身体を成す六十兆個もの細胞。そしてそのひとつひとつの細胞の中に、数百個も存在してエネルギーを産生しているミトコンドリア――こうした生命の根源が科学で説明できる現代に、細胞レベルの深い呼吸を行わないのは、実にもったいないことではないかと思うのです。

百二十五歳まで生きられる、われわれはこんなにも素晴らしい細胞を持っているのですから、たえずいきいきと細胞の分裂・再生が行えるように、細胞を活性化させる呼吸を体得して、宇宙から与えられた生命をまっとうしたいものです。

人生八十年、百年では短すぎます。もっと元気で長生きをして、いろいろなものを見て、触れて、楽しみ、喜び、輝いて、〝生涯青春〟を楽しみましょう。

◆〝百歳青春〟を目指して

「人が人らしく生きる」というのは、どういうことかといえば、主体的に自分のことは自由に自分ででき、行きたいところに行ける。そして食べたいときに食べ、眠たくなったら眠る。それが人らしく生きるということでしょう。

二十一世紀、日本は超高齢化時代に突入し、世界に誇れる長寿国となりましたが、一方で介護を必要とされる高齢者が、平成十二年では全国で二百八十万人いるという現実もあります。

人間は誰しも長寿を願いますが、寝たきりになって身体の自由性が束縛された状態では、せっかくの長寿時代を楽しむことはできないでしょう。

高齢になっても人間としての尊厳を保ち自立して生きていくためには、まずいきいきした若々しい、自由で柔軟な身体を獲得することが出発点となります。

西野塾の「不思議」のひとつに、稽古を重ねていくうちに、六十代、七十代の塾生たちがどんどん若々しくなるという事実があります。〝対気《たいき》〟で、飛んだりはねたり走ったり、あげくのはてに床の上をごろごろと転がっても、ケガひとつせずに若者たちといっしょになって、楽しそうに道場で稽古をしています。

それは、呼吸を通して身体を解放し、宇宙と自己を滞りなくエネルギー循環させているからです。生命エネルギーが満ちあふれ、身体の六十兆もの細胞ひとつひとつがいきいきと働きはじめたとき、細胞のリモデリングが上手にできるようになり、老化もゆるやかになっていくのです。

身体には、頭が考える以上に不思議な能力が備わっています。

年相応に生きるといった考え方は、頑迷《がんめい》な「頭」がこしらえた常識にしかすぎません。信ずるべきは、自由で柔軟な「知」をもった身体です。

若々しくなりましょうと脳に命令したところで、脳は答えることができません。しかし、呼吸をすることによって、身体がその答えを出してくれるでしょう。加齢とともに呼吸と身体が衰えていくのを、自然に任せるままにしてはいけません。

「生命の源《みなもと》」である呼吸の仕方を変えて、生きている限り自己を美しく磨いて、生きがいのある人生をつくることです。

◆笑いと呼吸

笑いが、身体の免疫力を高めることが知られていますが、最近では、医療現場にも笑いをとり入れる試みがなされています。

それを科学で証明しようと、ある国立病院で、リウマチの患者に「笑いの効用」についての実験が行われました。

落語家を招いて一時間ほど患者に落語を聞かせて、神経系、内分泌系、免疫系の機能を反映している物質の量の変化を調べました。すると、落語を聞いておおいに笑ったあとでは、聞く前に比べ、神経系、内分泌系、免疫系から出る物質の量の値が基準値の範囲内に入るか、またはそれに近づくという結果が出ました。

笑いは人間を元気にしてくれる効用がたしかにあります。そして、笑うということは、そのまま深い呼吸をすることにもつながっています。

西野塾の稽古で〝対気〟を行うと、塾生達はピョンピョン跳んだりはねたり、踊り出したりしながら、身体の底から、そして心の底から大声で笑いはじめます。

けれども、稽古の中でおもしろいものを見たり聞いたりして笑っているのではありません。〝対気〟を行うことによって、細胞がいきいきと動きだして生命エネルギーが満ちあふれ、それに反応して身体の底から笑いがほとばしり出てくるのです。

人間である以上、いつでも笑えるはずです。ところが、不思議と年をとるにつれて人は、おなかの底から大声で笑うことが少なくなっていきます。それは呼吸が浅くなっていることが大きな原因です。

赤ん坊や子どもはいきいきと全身で呼吸をしますが、それは活性能力のある身体が持つ生命力のおかげです。生命力に満ちあふれているから、意識しなくても身体中の細胞がわくわくと働き、全身で笑い、喜びを表わせるのです。それが「生きている」ということです。

ところが悲しいかな、年をとるにしたがって、身体の細胞がわくわくと働かなくなっていきます。すると、自然と肩で呼吸をするようになり、生きるためだけに必要な浅い呼吸しかできなくなってしまうのです。

人は年を重ねるほどに、いい呼吸を意識的にすることが必要になります。全身の細胞に酸素が行き渡るいい呼吸を行って、細胞を活性化させなければなりません。

西野流呼吸法を始めると、細胞がわくわくと働き始めます。生命力が満ちあふれてくるのが実感できます。

われわれはともすると、実際に呼吸法を実践せずに、いい呼吸を心がけていれば自然にできるようになるだろうと、頭脳の考えだけで思って納得しがちですが、それは誤りです。細胞レベルに働きかける呼吸法は、単なるガス交換をする自然呼吸とは違って、後天的に学んで、体得しなければ行えないものだからです。

年齢を超えて生命を輝かせる呼吸法……この素晴らしい体験は、今日から、今からでも始めるのに遅くはありません。

◆人間が本能を知性に変えた

人間は、動物の中でもっとも本能的な生き物である、と話すとたいていの方が、おやっという顔をされます。

けれども、動物は本能が強い生き物で、人間は知的な動物であると考えるのは、おおいなる錯覚だと思うのです。動物はおなかがすいたときにしか食べないし、生殖のためにだけしか交わりません。しかしながら、人間はどうでしょうか。

おなかがすいてもいなくても、食べたいときに食べ、生殖とはかけはなれたところでセックスをします。また、動物は生存に必要なときにしか獲物を殺さないのに、人間は楽しみのために狩りをする。戦争をして、互いに傷つけあい、殺しあうのも人間だけの行為でしょう。そう考えると、人間は非常に本能的であり、欲望の強い動物であるといえるでしょう。

しかし一方ではまた、本能的、欲望的であるがゆえに、それが人類の「知」となって、文明・科学が発展してきたことも確かです。

もっとも本能的な行為である「食べる」ことのために、まず人間が考えたのが、狩りをする方法でした。槍をつくり弓や刀を発明し、さらにもっと簡単に獲物を仕留めるために、火器を発明しました。次に仕留めた獲物や収穫した穀物を運ぶための車ができました。生きるために食べていくこと、これが文明・科学の発達の大もとでした。

ところが、世の中が便利にそして快適になるにつれて、その中に埋没してしまい、人間は〝生きていることだけが真実である〟ことを忘れてしまいました。

目的のために自ら身体を動かさなくても、人間の営みが出来るようになったのです。そのときから人間は、食べ物を手に入れるために身体を動かすという、本来あるべき姿をないがしろにするようになりました。

身体を動かすことは、すなわち呼吸をすることです。身体を動かせば、自然と深い呼吸をすることに近づきます。さらに呼吸の仕方を変えれば、充分な酸素が体内に取りこまれて、身体の細胞が活性化する。それによって、生命のエネルギーが満ちて、健康でバランスの取れた身体を保つことができるのです。

現代人は、総じて身体を動かさなくなりました。呼吸もどんどん浅くなっています。インターネットや車社会で、情報収集や移動が容易になり、こよなく生活をエンジョイできるようになりました。そしてその結果、ますます身体を動かさずにすむような状況になりつつあります。

今や人間にとって、「健康」は努力しなければ手に入らないものになったようです。運動は健康のために良いものですが、動きたいという身体の衝動に基づいていることが必要です。身体が要求していないのに、頭でつくり上げた激しい持続的な運動メニューにより、身体に大きな負担をかけてまで行う運動は、健康のためとは言い難いでしょう。運動で記録をつくる人には、不断の努力が必要ですが、一般の人にとっては必ずしも有益とはいえません。

人間は、根源的に呼吸をし、食べ、身体を動かす。その本来あるべき自然の姿からあまりはずれないほうがいいのです。

身体に無理なく生きるということ、そして身体が喜ぶことをする。それはやはり、深くいい呼吸をすることにつきます。それが自己を愛するということです。

◆〝生きていることが楽しい〞

生きている瞬間、瞬間が、未知との出会いです。

私たちは今、かけがえのないわくわくするような、ワンダーな時空の中で生きています。また、一寸先は何が起こるかわからない闇であるともいえます。

〝生きていることだけが真実〞なのですから、明日は、そしてあさっては、今日よりもっと素晴らしいことに出会える生き方をつくらねばなりません。

しかし、生きることを頭でしか考えない人はそうは思いません。今ここにこうして生きているという実感よりも、まず先に頭でつくった人生そのものを考えてしまうからです。「生きる」ということを、そのような時間軸でしか捉えられないと、老いることが怖くなります。人生に残された時間だけを考えれば、自分への可能性がどんどん失われていく。明日に希望が持てなくなるのも当然のことでしょう。

西野流の塾生には、六十代、七十代の熟年世代の方たちも大勢いますが、稽古を重ねるうちに、容姿や動作が目に見えて若々しくなり、元気になっていくのは、生きている実感を細胞レベルで捉え、肌で感じているからにほかなりません。

逆の例では、元気がなくなり、鏡を見て、あれっ、こんなに老けているはずがないと、その実際と自分への思いとのギャップを感じることが多いようです。頭だけでつくりだした、人生そのものを感じていることに間違いがあるのです。頭脳でつくりだした年相応などという生き方は、つまらないではないですか。

西野流呼吸法を実践すると、生きている証しである〝身体知の存在感〟、すなわち「時空とのふれあい」を、日々肌で感じることができるようになります。「時空とのふれあい」を肌で感じると、自己のアイデンティティーを捉えることができ、毎日が新鮮に感じられるようになります。年をとるということを超越して、また新しい自己を発見したいと思うようになります。

◆骨から若返る

頭脳がつくりだした既成概念にしばられていると、ある程度の年齢になると、残りの人生ばかり考えるようになります。やってみたいことがあるのに、できることとできないことを先に考えてあきらめてしまう。

既成概念ほどあてにならないものはありません。身体は頭の考えよりも、もっとフレキシブルですから、いい呼吸をして細胞をいきいきと働かせて、細胞のリモデリングがきれいにできるようになれば、六十代でも七十代でも、身体を若返らせることができます。

しかもこれは、気持ちが若返ったということではなく、現実に〝身体年齢〟が若返っているのです。

たとえば、骨の問題があります。年をとってくると男女誰でも骨が衰えてきますが、特に女性は出産を境にその傾向が強まります。また閉経後は、エストロゲンの低下にともない急激に骨密度が減少し、少しのことでも骨折しやすくなります。

ところが西野流呼吸法の教室では、六十代、七十代、八十歳代の人たちが、青春を謳歌《おうか》する若者たちといっしょになって跳んだり、はねたり、走りまわったりしています。このような稽古風景は、世界中どこを探してもないでしょう。

西野流で〝身体年齢〟が若返る——その事実のひとつとして、ここに骨密度のデータがあります（次ページの図参照）。

これは、西野流の塾生のひとり、日本女子体育大学教授、医学博士である片岡洵子さんの骨密度のデータです。片岡さんは、西野塾で十一年稽古をされていて、「呼吸法が心とからだに及ぼす影響」というテーマで文部科学省から研究費を得て、西野流呼吸法をもとに研究されています。

その片岡さんが、研究費の一部で超音波骨密度計を購入し、西野流呼吸法と骨密度の関連を調べるために、学生や一般の方々の計測を行いました。そのとき

骨密度（超音波骨密度計：骨内伝播《でんぱ》速度）

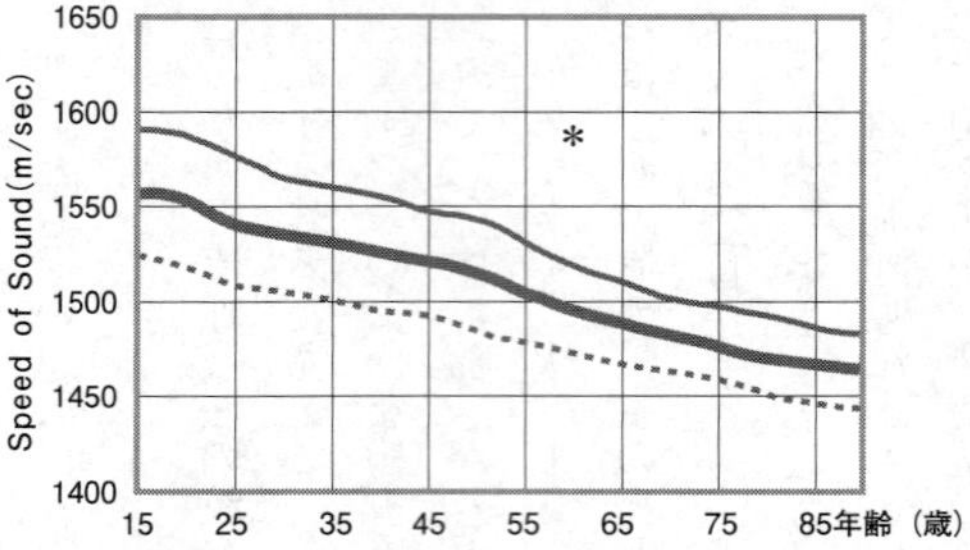

SD(+)
平均値
SD(−)
※SDは標準偏差

片岡洵子さん（59歳）の骨密度：骨内伝播速度（＊印）は、一般的な59歳の平均値が1498±24m/secであるのと比べると、1586m/secという驚異的な高数値を示している。これは一般的な19歳の最高値に相当する。

に、片岡さんの骨密度も測定したところ、驚くべきことに五十九歳で骨内伝播《でんぱ》速度が一五八六ｍ／ｓｅｃという数値が出ました。片岡さんは、歯科医の長男をはじめとする二男一女の出産経験者ですが、この数値はなんと十九歳の骨密度に相当しています。しかも測定した大学生（十八歳〜二十二歳）の骨密度で、片岡さんより高い値は二人しかいませんでした。

　五十歳を過ぎると急激に骨密度が低くなり、骨粗鬆症《こつそしょうしょう》が問題になってくる年代ですが、西野流呼吸法を実践している片岡さんの骨は、医学ではとうてい考えられない十代の数値でした。片岡さんの日常動作や稽古中の〝対気〟のリアクションも、見るからに健康で若々しいものです。まず常識では考えられないことですが、驚くべき現実です。

また、北村サダさん（七十歳）は、西野塾で二十年稽古されている方で、その息子さんは医師で西野塾の指導員です。北村さんも、整形外科で骨密度を測定してもらったところ、ご自分の年齢の骨密度の平均と比較して一四五％に相当する骨密度があり、さらに若年成人、いわゆる三十代くらいの女性の平均の骨密度と比較しても、なんと一〇五％にも相当するという結果が出ました。

西野塾に通われている松本美代子さん（ピアノ教師・五十二歳）も、たまたま骨密度の検査をして驚かれたひとりです。

その松本さんは、西野塾にこんな手記を寄せてくれました。

――『すごいですねぇ、三十七歳くらいですよ』。大阪のSクリニックの先生の声が、私の耳に心地よく響いた。西野塾に入門して満三年目の記念に骨密度を測ったのですが、私の暦年齢は五十二歳。すぐに西野皓三先生に感謝の報告をしましたら、『骨が若いということが、本当に若いということ』というお言葉をいただきました。――また、二十歳ころから歯が悪くなり、毎年健康保険証は歯科治療で埋まっていたのに、西野塾に入門以来、歯医者さんとは絶縁。自分で自分の変化に驚いています。――「対気」の（西野先生のときは特に）列で自分の番が近づくにつれ、うれしくてたまらず、身体が自然に動き出し笑いが止まりません。そして「先生遊ぼう」とばかりに身体が走りだし、踊ったり、飛んだり……。喜びを増やすたび、ストレスはなくなり、骨も若くなるとは信じられない事実です。――

「骨が若返った」という報告は、女性だけではありません。男生の塾生で元WOWOW監査役の大坪知雄さん（六十八歳）は、病院の健康診断で骨密度（音響的骨評価値）を測ったところ、六十六歳（二〇〇一年四月）では三・五〇七、六十七歳（二〇〇二年五月）では三・六二九、六十八歳（二〇〇三年十一月）では三・九二九と毎年増加していることが分かりました。そのことを病院から指摘され、報告にこられました。

また、藤川鉄馬さんは、元大蔵省局長で米州開発銀行理事、欧州復興開発銀行

被検者 ID: 02775134	測　定: 3.02	2005.08.15
名　前: fujikawa tetuma	解　析: 3.02	2005.08.15

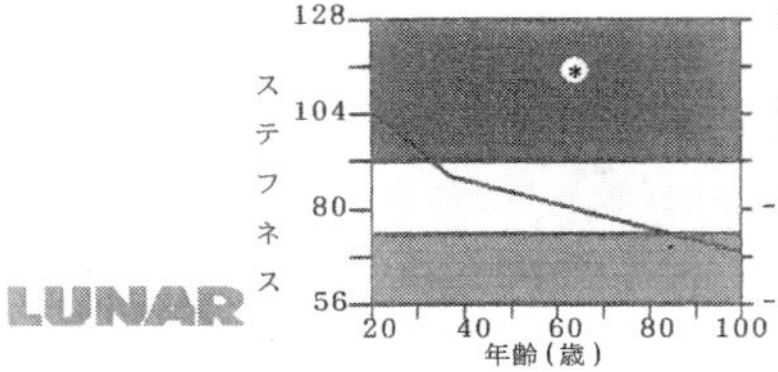

ステフネス[1]	115 ± 2
２０歳比較（%）[2]	111 ± 2
同年齢比較（%）[3]	143 ± 2

藤川鉄馬さんの骨密度データ。稽古歴８年目（2005年8月15日）

検査番号　：97072421
名　　前　：フジカワ　テツマ
年齢・性別：　56歳・　男性
前腕の長さ：25.1(cm)　(左)
コメント　：

<<<<<　東京医科大学病院　>>>>>
身長・体重：*****(cm) ・*****(kg)
検査年月日：平成 9年 7月24日(木) 13時16分

プロトコル番号　：　1(R3)

測定結果

あなたの骨密度（カルシウム量）は、　0.720(g/cm²)です。　橈骨遠位 1/3
これは、あなたと同じ年齢の平均骨密度と比較して、　97 %に相当します。
また、骨密度が最大となる年齢の骨密度と比較すると、　92 %に相当します。
(Z= -0.29SD , T= -0.79SD)

判定

あなたの骨密度は、同年齢の人と比べて同等と言えます。
これからもバランスの良い食事や適度な運動を心掛けましょう。
定期的に検査を受けて下さい。

※印があなたの測定値です。

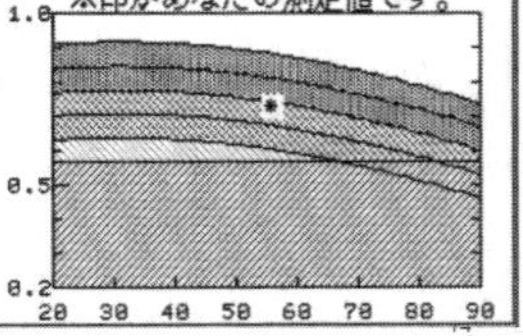

藤川鉄馬さんの骨密度データ。稽古歴４か月目（1997年7月24日）

日本代表理事などを歴任された方です。現在、武蔵野銀行の顧問で、立命館大学と江戸川大学の客員教授で東京女子大学講師もされています。その緻密なスケジュールの中で時間をつくられ、ほとんど毎日稽古に来られて、対気でエネルギーが入ると、稽古場の長さ約十六・五mの床の上を十往復し、一気に三三〇mを息も切らさずに走ります。

西野流呼吸法の稽古を初めて八年目（二〇〇五年八月十五日）に定期健康診断（北里研究所病院）があり、骨密度を測ったところ、六十四歳で、同年齢の平均値の一四三％という驚異的な数値でした。これは若者でさえ及ばない骨の若さで、そのデータは二十歳の平均値の一一一％に相当するという結果でした（前ページ上図）。藤川さんが西野塾に入塾して四か月目に東京医科大学で測った骨密度は、同年齢の平均の九七％（前ページ下図）という年齢相応の値でした。西野流呼吸法の八年あまりの稽古を経て、骨密度が顕著に増加しているのは明らかといえましょう。

中田昭孝さんは西野流呼吸法稽古歴十五年目の方で、東京地方裁判所判事、最高裁判所調査官、大阪地方裁判所部総括判事、奈良地方・家庭裁判所長、京都地

方裁判所長、大阪高等裁判所部総括判事、大阪家庭裁判所長を歴任され、現在、京都大学法学部教授です。

裁判所時代には、注目すべき名裁判の判決で報道されO-157判決の裁判長など司法界で大活躍された方です。大阪府堺市で発生したO-157による集団感染で、厚生省（現厚生労働省）から原因食材であると公表されたカイワレダイコンを出荷していた生産業者が、国に損害賠償を求めた訴訟の控訴審判決が、二〇〇四年二月十九日、大阪高等裁判所でおこなわれました。中田昭孝裁判長は、「原因食材を特定するまでの正確性、信頼性はなかった」と指摘し、科学的根拠に基づいた情報公開の義務があるとして、国に慰謝料など六百万円の支払いを命じたのです。この報道は、当日の各新聞の一面で大きく取り上げられ話題となりました。このような裁判所、大学と多忙なスケジュールの中、時間を工面して西野塾に熱心に通われています。稽古十五年目（二〇〇九年八月六日）に定期健診断があり大手前病院で骨密度を測定したところ〇・七七九（g／㎠）で同年代と比較して一五六％で、若い人と比較した値は一三五％と驚異的なデータを持って報告にこられました（次ページ図）。稽古十年目（二〇〇四年八月十九日）に

骨密度測定結果

受診者番号	D-47843			大手前病院
名　前	ﾅｶﾀ ｱｷﾀｶ　様			
年齢 性別	67歳・男性	生年月日	1942/04/18	大阪市中央区大手前1-5-34
測定検査日	2009/08/06	測定部位	非利き腕　DIS	TEL: 06-6941-0484 FAX: 06-6942-2848

◎日本人標準グラフ

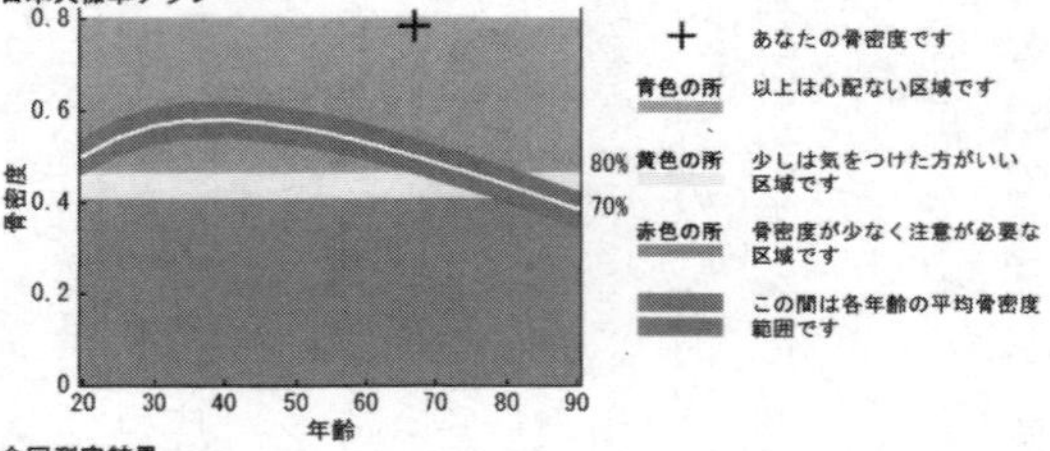
0.8
0.6
0.4
0.2
0
骨密度
20 30 40 50 60 70 80 90
年齢
80%
70%
+ あなたの骨密度です
青色の所 以上は心配ない区域です
黄色の所 少しは気をつけた方がいい区域です
赤色の所 骨密度が少なく注意が必要な区域です
この間は各年齢の平均骨密度範囲です

◎今回測定結果

あなたの骨密度は
0.779 g/c㎡です
若い人と比較した値は
135 %です
同年代と比較した値は
156 %です
骨面積：6.790 c㎡　骨塩量：5.290 g

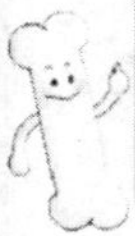

骨密度：
骨に含まれるミネラル（カルシウム他）の量です。

若い人と比較した値：
骨密度がもっとも多い　40歳の骨密度を100%としたときの比較です。
この値が低くなると骨粗鬆症が疑われます。

80%以上　は心配ありません。
70～79%　は骨密度がやや低下しています。
食事・運動などの生活に気をつけましょう。
70%未満　は一度、精密検査を受ける必要があります。

同年代と比較した値：
骨密度は年齢とともに少なくなっていきますがあなたの同年齢の方の骨密度を100%としたときの比較です。

中田昭孝さんの骨密度データ。稽古歴15年目（2009年8月6日）

DTX-200 V1.63　　　　　骨 密 度 計 算　　　　　04-Aug-19　9:54:12

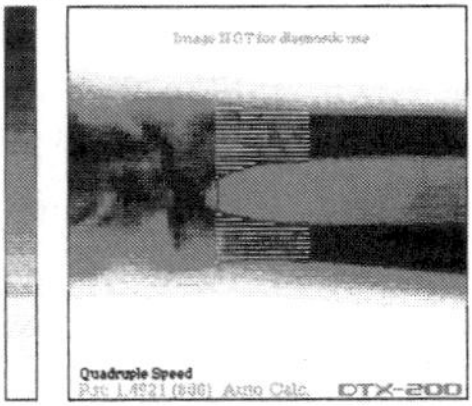

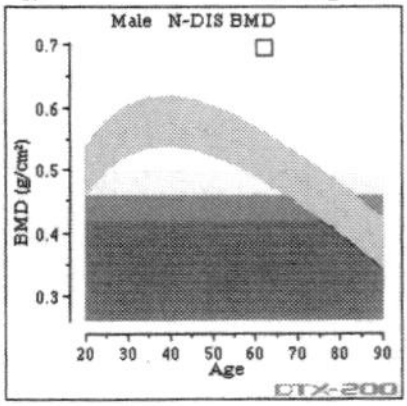

>>>>> 骨 密 度 計 算 結 果 <<<<<

	とう骨	尺骨	遠位	超遠位	
骨塩量 :	3.112	1.309	5.021	0.000	g
骨密度 :	0.718	0.656	0.694	0.000	g/cm²
骨面積 :	4.33	2.91	7.24	0.00	cm²

あなたの骨密度（遠位）は　0.694　（g/cm2）です.
この値は，あなたと同じ年齢の平均値と比較して　133%(+4.3)　に相当します.
また，平均値の最大骨密度と比較すると　120%(+2.9)　に相当します.

患者名　: Nakata Akitaka　　　生年月日　: 1942-Apr-18
患者コード　: 04-08-19　　　年齢　: 62 歳

中田昭孝さんの骨密度データ。稽古歴10年目（2004年8月19日）

同病院で骨密度を測定した値が〇・六九四（g／㎠）で同年齢と比較して一三三%、若い人（平均値の最大骨密度）と比較すると一二〇%という高い数値で驚きました（上図）が、四年稽古するうちにさらに骨密度が増加していました。通常は成人した後は年齢が増加するに従い減少していく骨密度が、逆に増加したという希有な例が西野塾生から幾つも報告されています。

　このように、西野流呼吸法を続けると、身体の内部である骨細胞まで変化して、暦年齢に比べて骨が若返っていることがわかってきました。

骨細胞もまた、ほかの身体の細胞と同様に再生を繰り返していますから、その再生を上手に行うためには、ミトコンドリアの働きをよくすること。そのためには、やはり細胞レベルのいい呼吸を行うことです。

骨粗鬆症予防のためにはカルシウムを摂取し、それを骨に沈着させるために、日光浴によってビタミンDを取りこみ、運動をしなければならないというのが定説です。

さらに、若々しい骨をつくるためには、骨にメカノストレス（重力刺激）を加えることです。細胞レベルの呼吸法である西野流の基本では、身体の〝緩揺《かんよう》〟（緩めること）と〝旋捻《せんねん》〟（ねじること。155ページ）を行うことによって、ほどよく重力に抵抗します。さらに〝対気〟で、人対人の相対的な生命エネルギーのコミュニケーションによって、頭脳の指令でなく身体が飛んだり、走ったり、転がったりして、骨に適度にメカノストレスを与えることが、骨密度を高めることにつながっているのです。

これが細胞レベルの呼吸法なのです。

西野流は、若者はもちろん六十代、七十代になってから始める人がたくさんいます。しかし、稽古を続けるうちに十年、二十年前と同じように、さらにそれ以上に若々しい身体で、いきいきと楽しそうに稽古場の中を走りまわっています。

◆呼吸法で蘇《よみがえ》る若々しい身体

骨密度の検査データで、三十歳代の骨密度と遜色《そんしょく》がない、という驚くべき結果が出た北村サダさんは、七十歳で西野流の現役の準指導員です。

そう話すと、西野流で準指導員をするくらいの人だから、若いときから頑健な身体を持っていてそんな結果が出たのだろう、と思われる方もいるかもしれません。けれど、彼女は二十年前に西野流に通い始めたときには、身体がとても弱かったのです。健康になりたくて西野流の門戸を叩いたのです。

北村さんが西野流に入ったきっかけは、そもそも息子の影響でした。彼女の息子は、もともとは私が武道を教えていたときからの弟子です。

当時、私はバレエ団を運営しながらテレビの構成なども行い、そのかたわら代々木にある紘武館《こうぶかん》で合気道の師範をしていたのですが、その中に、当時慶應義塾の高等部に通っている彼がいたのです。その後、彼は慶應大学理工学部に入ったものの、私の生き様を見ていたので身体に深い興味をもちました。理工学部の学生でありながら医学を志し、現役でも難関であるといわれる医科大学を受験し、三つの医科大学に合格しました。

彼が医学部を志したときは、すでに私は西野流呼吸法を創始しており、西野バレエ団の本拠地である西野ビルの六階で稽古をしていました。そこに有志の若者たちがはせ参じていましたが、その中のひとりが北村君でした。毎日西野流呼吸法を行いながら、その間に受験勉強をし、難関校を突破したのですから、呼吸法の威力をまざまざと証明した結果といえましょう。

卒業後は、警察病院の勤務医をしていたのですが、救急が多く夜まで働きづめになるために、西野流の稽古ができなくなりました。そこで、西野流を続けるために開業医になり、夜は毎日西野塾の稽古をするため、代理の医師を雇い活躍しています。

彼のお母さんである北村サダさんは、ふたりの子どもの出産で身体が弱り、寝ていても半身がしびれ、苦しくて、足の裏には湿疹ができているという状態でした。息子さんが西野流に生きがいを見出し、理工学部に入り、さらに医科大に合格し格し、卒業後は医者になり、着々と自分の世界を切り開くのをみて、西野流のパワーあふれる「不思議」について考えるようになりました。自分も身体の調子が悪いからと寝てばかりもいられない。そう思って稽古に来られました。

そして二十年。現在七十歳の北村サダさんは、西野流を続けるうちに身体の不調はすっかり消えて、若々しい健康な身体になりました。小柄な方ですが、今や西野流の準指導員です。稽古場の中を、はねまわり、走りまわり、転げまわるといった、普通の七十歳の女性なら、ケガをして担架で運ばれかねないような激しい動きをしても、全然平気なのです。三十歳くらいの元気さで、いきいきと後輩たちを指導しています。

西野塾には、また九十代の塾生も数人おられます。転んだりすれば、下手をすれば寝たきりになる危険性もある年齢なのですが、ケガひとつせず熱心に稽古をされ、〝対気〟をすると身体がはねかえってくるほどお元気なのです。ある女性の方から、この年になっても視力も聴力も全然衰えてきません、と言われて感激しました。おそらく骨量検査をすれば、五十歳くらいの骨の元気さを保っているのではないでしょうか。

西野塾の塾生たちが、骨密度の数値として「若い身体を保っている」という結果が出ました。これは、元気になった気がするというものでもないし、若くなろうと決意して若々しい身体が創れたわけでもありません。気持ちはもちろん大事ですが、頭脳だけで考えていても、〝身体年齢〟は若くなってはくれないのです。西野流を行うことで、結果として若々しくピチピチと身体が動けるようになります。若々しい元気な身体を保つのは、呼吸法によって高まった生命エネルギーの力なのです。

◆まず身体を動かしてみる

六十代、七十代になって西野流を始めた人でも、こんなに元気になっていくのですから、西野流を始めるのに遅すぎるという年齢はありません。

若いときには、胸をはずませてなんでも挑戦したくなるというのが若者の特徴です。しかし、人は年をとるにつれてやりたいことすらおっくうになってきます。やりたいけれど、明日にまわしましょう、そう思うようになったら注意が必要です。身体も心も老いてきた証拠です。

人間は往々にして、目標は明確なのに行動を先延ばしにする傾向があります。いつかやればよいだろうと思いながら、気がつくと何もしないで終わってしまうことが多いものです。そこにはもちろん意志力も必要ですが、まずはいい呼吸をして、生命エネルギーを高めることが出発点となります。

意志があるから身体が動くという概念は一般論ですが、実際にはそのようにはいきません。その証拠に、年をとるにつれて、気力で自分をふるいたたせようとするけれど、なかなか身体は自由になりません。

そもそも、細胞から湧き出ずるエネルギーが生命をつくります。たえず細胞を新陳代謝《しんちんたいしゃ》させることのできる再生能力が重要です。その再生能力を高めるために行うのが西野流呼吸法です。細胞レベルの呼吸法で、身体にある六十兆の細胞のひとつひとつがいきいきしてくれれば、黙っていても身体が脳を働かせてくれます。知らず識《し》らずのうちに意志力が出てきて、何事に対してもやる気がわいてくる。行動をすることに、少しもおっくうさを感じなくなるものです。

いい呼吸をして、細胞をいきいきとさせている人は、暦年齢を超えて何でもチャレンジしたくなります。また実際に、大いなる好奇心をもって行動していきます。行動範囲が広がっていけば、人生も出会いも広がっていく。人生が何倍も楽しくなります。

◆無限の可能性を拓く

身体の細胞レベルから若々しい身体を創りあげて、百二十五～百五十歳までの生命を元気に生きる。そして〝百歳青春〟でいることを目指すのが、西野流呼吸法です。細胞をいきいきと活性化させることは、当然身体の免疫力を高めることにつながりますから、西野流呼吸法は、身体に不調のある人にも絶大な効果を及ぼします。

たとえば、元小学校校長の吉元俊彦氏は、こんな体験談を寄せてくれました。

――たまたま書店で、西野皓三先生のご著書『西野流呼吸法』を手に取り、早々に購入し一日で読破。あくる日から、本を見ながら見よう見真似で自習しました。

そのころ、教職員スポーツ大会で右足三頭筋肉断裂を起こし、救急車で即入院する事故がありました。足をギプスで固定し、ベッドの中で本を見ながら足芯呼吸で患部に「気」を送る毎日。十五日めに退院。一か月で歩きはじめ、周囲をびっくりさせました。西野流呼吸法の稽古を続けるうちに、長年患っていたやっかいな腰痛も消え、身体に柔軟性がつきました。

しかし、もっとも驚くべきことは、私の視力が回復したことです。平成八年度の視力は、左〇・四、右〇・七でしたが、現在は一・二と一・五なのです。視力は回復しないという医学の常識を覆《くつがえ》す奇跡。この視力回復を、医師はどのように説明できるでしょうか。

〝西野流呼吸法は、医学の常識をはるかに超えたものだ〟と、実感しています。西野先生のご著書にもいろいろな症状の病気回復が記載されておりますが、私自身に「視力回復」という信じられないことが起こった事実。私は一生毎日、西野流呼吸法を続けることを決心しました。——

その後、吉元さんから手紙をいただきました。その手紙を掲載（次ページ）させていただきますが、いまでは右眼左眼ともに一・五になったということです（107ページの図）。六十二・六歳ですが、さらに両眼ともに二・〇を目指して西野流呼吸法に励みますという内容でした。

平成16年10月11日（月）

西野皓三先生

鹿児島県鹿児島市

吉 元 俊 彦

風薫る好季節、先生には益々西野流呼吸法にて多くの人々に感動と夢を与えていらっしゃることと存じます。私の体験談、右足三頭筋肉断裂の早期回復、視力が0.4と0.7だったのが、1.2と1.5に奇跡の回復を成し遂げたこと。そのことを３月に出版された「生命エネルギーの躍動」の「無限の可能性を拓く」の項に名前入りで掲載していただいた上に、本を寄贈してくださいまして本当に有り難うございました。

さらに驚くべきは、この前、眼科での視力検査の結果、平成14年の左1.2右1.5だったのが、現在（平成16年10月）左右とも1.5となり、老眼鏡不要です。歳はとっていきますのに視力はよくなっていくこの不思議。加齢と共に視力は衰えていくという常識を覆し、加齢と共に視力がよくなっていく不思議さを体現させてくれます西野流呼吸法。

私は、さらに、細胞の中に眠っている未見の潜在能力の湧出という言葉から、５年後、視力2.0をめざします。62.6才の私の視力1.5を維持することだけでも医学の常識では不可能も不可能ですが、その不可能にチャレンジすることがとても楽しくワクワクとします。

これからも黙々と西野流呼吸法足芯呼吸に励みます。

本当に有り難うございました。

吉元さんからの手紙

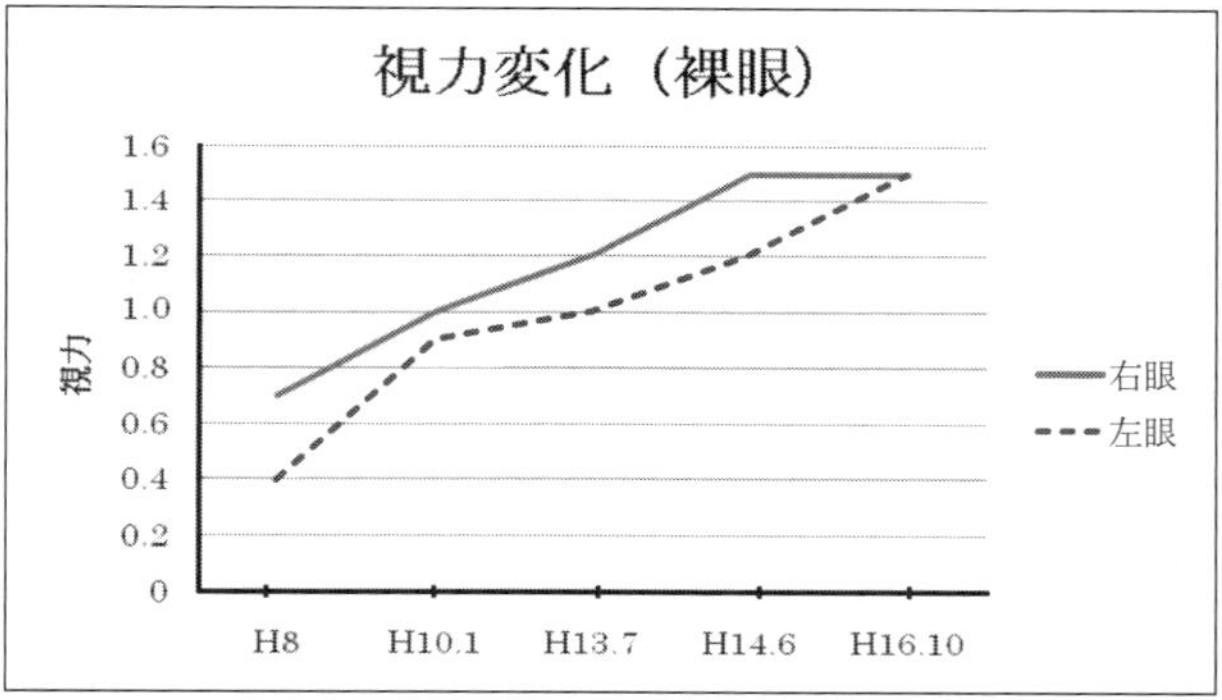

吉元さんの視力の変化グラフ

視力回復の例は、ほかにもさまざまあります。

たとえばある大学教授は、視力が落ちて、講義のときに学生の姿がはっきりと見えなくなってきました。医師からは視神経がだめになっているため、回復は難しいと言われていました。しかし、西野流呼吸法を続けるうちに視力が回復しました。以前は、稽古場の壁にかかった時計自体見えなかったのが、今は時計の針までもはっきりと見えるようになったとの報告を受けました。

また、緑内障を患っていた女性も、このまま病気が進行すれば失明すると医師に診断されました。完治はできないから、進行を遅らせる治療をすると言われていましたが、この方も、西野流を続けるうちに左眼の視野が広がってきました。「こんなことはありえないことだ」と医師から非常に驚かれたといいます。

ほかにも西野流を続けているうちに、脳にあった血栓が消失した、乳ガンや直腸ガンの方が元気になったなど、気づいたら病気が回復していたという塾生が大勢います。これが西野流の「無限の可能性」でもあります。

ただしここで明言しておきたいのは、西野流では病気の治療等はいっさい行っていないこと。また、西野流は病気治療のために行うものでもないということです。西野流は、自己の生命エネルギーの力で、百歳まで青春、百二十五、百五十歳まで生きようとする稽古なのです。

呼吸法を行えば酸素が全身に行き渡り、身体の六十兆もの細胞のひとつひとつが活性化するわけですから、当然のことながら自然治癒力も増します。したがって、病気になっても、医師の治療を受けながら自己の生命力を高め、回復が早くなるというのは確かなことでしょう。つまり、健康になる、〝身体年齢〟が若返る、病気になりにくいといった、いろいろな「無限の可能性」は、塾生がひとりひとり稽古をして、自分の力で身体能力や免疫能力を高め、潜在能力を誘致した結果でもあります。

ちなみに視力の話でいえば、老眼が始まるのがだいたい四十歳ころからでしょうか。しかし、七十八歳の現在でも、私はどんな字も裸眼で読むことができます。また、このように西野流呼吸法の「無限の可能性」を、大勢の塾生たちが、実際に身体で証明をしてくれています。

自己の生命エネルギーを高め、ひいては細胞の再生能力を高めるための練習法。それが西野流呼吸法なのです。

◆時を超えて花を咲かせる

西野流呼吸法には、さまざまな人が集まります。禅の名僧や、真言宗の大阿闍梨《だいあじゃり》も稽古をされていました。名僧といわれる平野宗浄老師も、花園大学におられたとき、大阪の道場に二年間、その後僧堂師家《そうどうしか》となられて六年間は、東京の西野塾に通われていました。そして瑞巌寺《ずいがんじ》の管長になられました。

平野宗浄老師は『禅と東洋医学』（花園大学仏教学科編、禅文化研究所発行）

の中に、西野流呼吸法の体験談を次のように書かれています。

西野先生との出会い——バレエと合気道

僧堂を終えてから花園大学へ帰って来た訳ですが、これは修行と違って学問専一の生活でしたから、坐禅は学生諸君に指導する時に少しやる程度でした。そして四年前に私の師匠がパーキンソン氏病のために倒れ、身動きが取れなくなったものですから、急遽《きゅうきょ》、私に松島へ戻って欲しいと言われたのです。私は僧堂を出て以来、ずっと花園大学で学生に講義をしていましたから、雲水《うんすい》と共に生活をするには長いブランクがありました。ましてや、師家として、直接坐禅指導をしなければならない立場に立つのですから、果たして彼らの納得の行くような指導ができるのかどうかと、かなり不安になりました。そしてこんな不安と悩みを抱えている時、偶然に、先にも少し触れました西野皓三先生にお会いしたのです。

西野先生は、女優の由美かおるさんなどのスターを生んだ〝西野バレエ団〟を主宰されている方で、若い時にアメリカへバレエ留学をされ、帰国後、宝塚歌劇団でバレエを教えたりしておられました。

西野先生は、五十歳を超えてから、合気道をやり始められました。これが、五十の手習いなどとは言えない程の上達ぶりで、みるみるうちに師範になられたのですが、その途中で、呼吸というものがいかに大切なものであるかに気づかれたのです。先生は、バレエをやっておられましたから、恐らく知らず知らずの間にそのバレエから運動の呼吸を会得されていたのでしょう。――

その後、西野先生は中国の拳法も意欲的に学ばれ、そして、合気道と中国拳法からご自分の呼吸法というものを編み出されました。その西野先生が考案された呼吸法は、難しくて厳しい修行をしなければならないというものではなく、誰にでもできるような訓練方法でマスターすることができます。

また、西野先生は苦行というものを否定されています。合気道を習っている時に、真冬に水をかぶる寒稽古を五年間続けたそうですが、これは何の役にも立たなかったとおっしゃっていました。思えば、かつてお釈迦様もヨガ行者の下で大変な難行苦行を重ねられ、そしてその苦しい修行の果てにそれが無意味であったということに気づかれたのでした。私も、つね日頃から、世の中には苦しい思いをしなければ身につかないことも確かに沢山あるけれども、反対に、苦しい思いをすることによって意味のない遠回りをしてしまうことも多い、と思っています。だからなおさら、呼吸の方法だけではなくて、西野先生の苦行を否定する考え方や実践に裏打ちされた人間的な魅力にもひかれていったと言えるでしょう。そして、私は二年間（その後さらに六年間）西野先生の元に通い、その呼吸法をじっくりと学んでいったのです。――

この呼吸法のポイントは、「足の裏から呼吸する」ということに尽きるのですけれども、「言うは易し」で、言葉で説明すればすぐにでも実行できそうですが、そう簡単に熟練するものではありません。これを楽にできるようになるためには、かなりの時間をかけた訓練がどうしても必要になります。

しかし先ほども言ったように、訓練といっても、苦しいことや我慢しなければならないことは何もありません。ただ、この呼吸法をマスターしたいという熱意と、繰り返し行なおうとする根気があれば、誰でもできるようになります。今さら言うまでもなく、呼吸は人間の「生」の基本です。そして「気」は、その「生」に「活」を与えるためになくてはならないものです。ですから、この呼吸法は、「息の仕方」を説明しているだけに過ぎないものではありません。あくまでの呼吸法の基本にあるのは、これを実践し、「気」を身体中に充満させ活力ある人生を送ろうという、積極的な人生哲学なのです。――――（以上『禅と東洋医学』より）

一九八八年の冬に『週刊ポスト』誌の取材で、その平野宗淨老師と私の新春対談を行うことになり、瑞巌寺《ずいがんじ》を訪ねたときの話です。瑞巌寺には、伊達政宗が朝鮮出兵の折に持ち帰ったといわれる樹齢約四百年という梅の古木があります。臥《が》龍梅《りゅうばい》と名づけられたその見事な古木も、訪れたときは十二月だったので、もちろん花はおろか蕾《つぼみ》さえふくらんでいませんでした。「歴史を感じさせる、堂々たる枝ぶりだな」と思い、しばらく魅きつけられたように見入っていました。

そのときです。不思議なことに、私の目の奥で、見事というほかない紅い梅の花がいっせいに開いたのです。四百年の時を超えてなお豊穣なエネルギーを奔流のごとく発し、絢爛《けんらん》たる花を咲かせようという古木の生命エネルギーを、私は感じたのでした。もちろん現実には花は咲いていません。私は古木が発する強い生命エネルギーを受けて、幻想の花の美しさに酔いしれ、感動を受けたのです。

咲くべきときを知っていて、そのときのために根をしっかりと生やしている木からは、たとえ咲いていないときでも、最盛期の見事な花を感じ取ることができます。しかし、それは四季をわきまえ、自らを生かしきる「時」を捉えている木に限られます。咲くべきときを知り、素晴らしい花を咲かせる木は、咲いていないときも人を感動させる、ということは、絶えず偉大な花を咲かせていることと同じなのです。

瑞巌寺の古木にめぐり合い、素晴らしい幻想の花に魅せられて、私は人間のことを考えました。木も人間も同じことで、ほとんどの人は花（自分の人生における幻想）をいつも咲かせようとしますが、いつも咲かせようとあせる人ほど、来るべきときが来ても、大きく花を咲かすことができないものです。

この話には、実は後日談があります。

そのころ、同時に『気の大研究』という西野流呼吸法のビデオを小学館で制作中でしたが、締切りが一週間後にせまっていました。その間に私は、平野宗浄老師が私との〝対気〟で宙に舞う、というシーンの撮影を瑞巌寺の文王の間（国宝）で行いました。

本来、国宝である文王の間で対気の撮影などできるはずはありませんが、瑞巌寺僧堂師家である平野宗浄老師が私の弟子である関係で可能となったのです。

そのとき、私がどうしても映像の中で先ほど述べた臥龍梅の紅梅の花を撮りたかったのですが、寺の方に訊くと、あと三週間ほどたって、一月の二十日過ぎから二月にかけて開花するとの話でした。これではとても画面には入りません。しかし、どうしてもビデオに収めたいと思いつつ東京に戻りました。すると驚くべきことに、一週間後の一月の初め、締切り直前に瑞巌寺から「見事な梅が咲きました」との報せが入ったのです。これはまさに生命エネルギーのなせる業《わざ》と思い、静静寂寂《せいせいじやくじやく》とスタッフと撮影に向かい、梅の花をビデオに収録しました。まさに咲くべきときに咲くと感銘した通りの現実が現われたのです。

花といえば、世阿弥《ぜあみ》の著した『風姿花伝《ふうしかでん》』に「時分《じぶん》の花」の言葉があります。能役者というのは、十二～十三歳ころにいちばん最初の花が咲く。このころは声も良く出て、可愛らしく、観客を魅了する。しかし時がたてばその時期のような花は現われなくなる。その後、稽古をして乗り越えることができれば二十五～二十六歳くらいに再び、幼い時分の花にも増して美しい花を咲かせることができる。十二〜十三歳のころに修行していた自分を忘れずに打ちこめば、さらに大きな花を咲かせることができる。「初心忘るべからず」とは、そういうことだといっています。

人間はいつまでも花を咲かせ続けようと思うけれども、だめなときもあれば、いいときもあります。「若さ」という「時」が与えてくれた花は、年齢と共に色褪《あ》せて散っていくけれども、「真の花」は単に観客を魅了するだけでなく、自分の内面に心の花を咲かせることによって、幾《いく》つになってもその時の魅力的な花を咲かせることができる。

西野流で捉えれば、心の花というものは細胞がいきいきすることにほかなりません。生命力が満ちあふれていれば、幾つになっても時分の花を咲かせることができます。年齢という既成概念にしばられて人生の花を散らしてはいけない、これは真の花という世阿弥との共通点であり、素晴らしい美学です。

西野流呼吸法は、生命の大もとである呼吸を変えることで、いつでも生命の花を開かせ、ひとりひとりの人生を輝かせていきます。

第三章

生命エネルギーが引き出す潜在能力

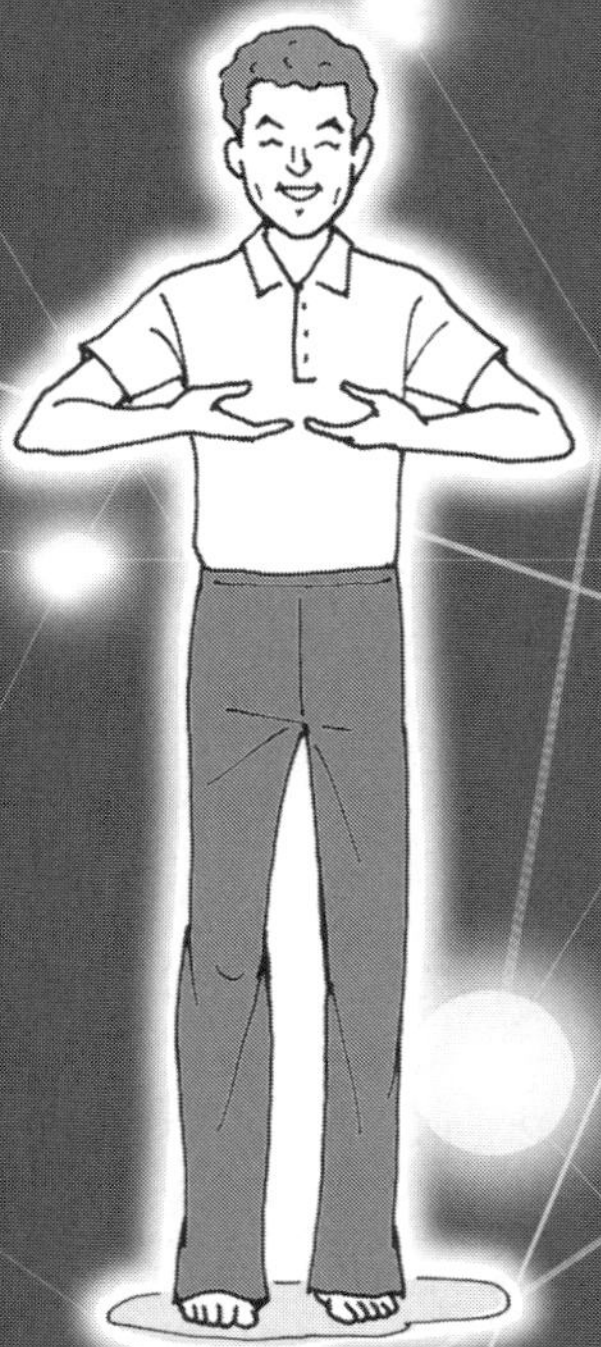

◆人生は白いキャンバスに自在に描く絵

人は誰でも、人生を自在に描ける白いキャンバスをもって生まれてきます。あふれる生命力は、キャンバスに素晴らしい夢を描くための絵の具です。生命エネルギーによって、人はそれぞれ自分の白いキャンバスに人生という絵を描いてゆくのです。そこには、光り輝く大作を描く人もいるでしょう。また何を描きたいのかを見出せずに、やたら絵の具を塗ってキャンバスを塗りつぶしていく人もいるかもしれません。それが、人それぞれの人生なのです。

しかし、同じ人生という一枚の絵を描くなら、自分で納得でき、人に感銘を与え、見る人が生きる力を感じる作品を創ることです。そのためには、何事にもとらわれない、生命エネルギーにあふれた「自分」というものを創ることが大事です。

二十世紀まで、人は大きな枠で仕組まれた社会の中で、自分のいのちを永らえること、人間社会のあり方を追求することに腐心していました。それまでは、「啓蒙《けいもう》の時代」であったので、〝生きていることだけが真実〟であることをないがしろにし、自己のいのちを犠牲にしてまで社会の仕組みづくりに努力をしてきました。

そのプロセスはとても尊いものですが、社会の仕組みというものを構築していく途中であるから、人それぞれの想い、造ろうとする気持ちが積み重なって取り壊せない、ひとつの大きな虚構の世界ができたのは事実です。

司馬遼太郎さんは、著書『項羽《こうう》と劉邦《りゅうほう》』の中で、社会の仕組みについてこのように書いています。

――人類は、その後も多くの体系を創り出し、信じてきた。ほとんどの体系はうそっぱちをひそかな基礎とし、それがうそっぱちとは思えなくするためにその基礎の上に構築される体系はできるだけ精密であることを必要とし、そのことに人智の限りが尽くされた。――

素晴らしく含蓄のある言葉だと思います。このことは、世の中にある強大で動かすことのできない建造物のような社会体系は、ほとんどが最初は単なる思いつきで言いだした幻想ともいえるものであり、それが積み重ねられて歴史というものになり、やがて動かし難い事実そのもののようになったということです。歴史とはほんの少しの真実と、そのような単なる思いつきでいったことの積み重ねで構成されているのではないでしょうか。

われわれが信じている社会、そして歴史というものは、人間の頭脳がつくりだしたつくりごとの世界であることをわれわれは認識する必要があるでしょう。

今世紀になって、科学がやっと人間の生命の本体を捉えることができました。そこから見えてきたのは、すべての世界は人間が生きることによって拓かれていくということです。人生において最も重要なのは、まず生きることであり、そして生きる根源となるものは、いうまでもなく「呼吸」なのです。

◆呼吸は運命を変える

呼吸と食べ物……人間が生きていくためには最低限、この二つの要素が不可欠です。そして、「食」についていえば、江戸時代の儒家であり観相学の祖といわれる水野《みずの》南北《なんぼく》が、「食は人の運命を左右する」という独自の理論を提唱しています。

南北の書いた書に「天地の恩沢《おんたく》を思い、生かされている己の分を悟り、謹んで宇宙と一体になることである」という一節があり、西野流呼吸法のメソッドと通じるものがあると、大変興味深く読みました。

南北は、数奇な運命をたどった人でした。親の愛を知らずに育った彼は、幼いころから盗みや酒を覚えて、放蕩三昧《ほうとうざんまい》。悪事を働いてはたびたび入牢を繰り返していたといいます。

ところが、あるとき、同じ牢にいた老人から「やくざ者の性格は変わらないと思っていたが、食べ物を変えれば性格も変えられるのかもしれない。死ぬ前になってようやくそれがわかった」ということを聞き、このときから観相学に興味をもったと伝えられています。

以後、南北は食を節し、観相学の道を志しました。風呂屋で働き、人のからだつきを調べ、さらに死者の骨相も研究し、研鑽《けんさん》を重ね、ついに観相の奥義《おうぎ》を極めました。そして、死ぬまで米や餅類をいっさい口にせず、一日に一合半の麦飯と一汁一菜であったそうです。

現在では栄養学という学問分野がありますが、食についての理論を確立させたのは、おそらく日本では、水野南北が最初だったのではないでしょうか。一介のやくざ者にすぎなかった南北が、稀代の観相家といわれるほどの人物となり、食でそこまで自分の運命を変えることを身をもって実践しました。

晩年は、光格《こうかく》天皇の御世に、従五位出羽之介《じゅごいでわのすけ》に任命され、「大日本」あるいは「日本中祖」の号をもらっています。また、水野南北という名も、朝命によって称したといわれています。

南北の説く、運命を切り開くカギは食事でしたが、それを科学で捉えれば、食をエネルギーに変えるのが呼吸ということになります。つまり、生きるということの源《みなもと》が呼吸であり、なによりもまず〝最初に呼吸ありき〟なのです。「食」で運命が変えられた。ならば、「食」の大もとにある呼吸の方法を変えれば、己の運命を大きく切り開き、開花させることができるという西野流のメソッドにも、素直に耳を傾けていただけるのではないでしょうか。

◆足ることを知る身体

いい呼吸をすれば白血球の働きがよくなり、免疫力が高まることは医学的にも証明されています。

深呼吸をするのもいいのですが、もっと大きないい呼吸は〝足芯呼吸《そくしんこきゅう》〟です。〝足芯呼吸〟は西野流の基本となる呼吸法で、人間の第二の心臓といわれる足の裏（〝足芯〟）から背骨を通し、頭頂まで意識とともに息を吸い上げて、エネルギーを全身にめぐらせたあと、再び足の裏から息を吐くという呼吸法です（160ページ参照）。

さらに〝足芯呼吸〟の稽古を積み重ねていくと、身体の中の六十兆の細胞のひとつひとつにエネルギーが漲《みなぎ》り、〝宙遊《ちゆうゆう》〟の状態（身体が理想的に緩んで、ゆったりと宇宙に遊んでいるような状態）が得られるようになります。

〝宙遊〟の状態が得られると、自分の身体の中を生命エネルギーが循環していることが体感できるようになるでしょう。

細胞のすみずみまで生命エネルギーが満ちあふれた状態を、西野流では〝充《じゆう》足《そく》〟という言葉で表現します。〝充足〟とは、ひとことでいえば「満ち足りる」ということ。呼吸によって養った、生命のエネルギーがあふれんばかりに身体全体に満ち足りた状態です。

ところで「満ち足りる」あるいは「満足」という言葉には、「足」という字が含まれています。また「足」という字になぜ「足りる」という意味が生じたのでしょう。

詳しい語源は不詳とされていますが、私は「満ちあふれて下に垂れる」という「垂る」が、人間の身体のもっとも下に位置していて、身体全体を支える足に通じ、その足にまで満たされた状態を身体的な意味をこめて、使われるようになったのではないかと解釈しています。

古くから引かれる例として、老子の言葉に「足ることを知れば、辱《はずかし》められず（知足不辱）」があります。「足る」ということを身体で知ると、人間は宇宙に生かされているということが実感できます。そしてそのとき人は、「己の分」を知ります。

ところが「足る」ことを知らない者は「己の分」をわきまえません。平気で自分の好き嫌いで人を判断したり、優越感を持ったり、己に傲慢になるあまり、コミュニケーションが大事な人生で、敬遠されたり孤立してしまうことも多いでしょう。孤立すると人と人との間が疎遠になり、エネルギーのコミュニケーションが行われなくなって、はだかの王様のようになってしまいます。

まず、〝足芯〟を意識し、全身に呼吸を巡らせる。身体的に満たされて充足している人間は「己の分」を知り自己を確立できますから、何事にも動ずることはありません。すぐに自信を失ったり、人の言葉に傷ついたり、またカッとすることもないでしょう。他人からの非難、中傷にも「ああ、何か言ってるわい」と鷹揚《おうよう》に構えることができるのです。

儒教の『礼記《らいき》』に「知不足」という言葉があります。「足らざるを知る」とは、自分の足らないこと、未熟なことを知るという、やはり「己の分」を知ることです。西野流の〝身体知〟からいえば、頭脳知だけではないことを知ると言っているのではないでしょうか。「〝足芯〟に至っていない自分を知る」、つまり意識が足にまで下りてなくて、頭だけで考えている自分を知るということです。

〝足芯〟に意識が下りると、ものごとを鳥瞰的《ちょうかんてき》に捉えることができます。それは水平的、平面的な見方から、立体的に捉えることで全体を把握することができるということです。

「足ることを知った」身体。これこそが、西野流呼吸法の目指す高次でファンダメンタルな身体です。

◆呼吸を変えて対人関係がスムーズに

怒っている人間を観察すると、呼吸が浅くなっていることに気づくでしょう。ダム建設賛成、反対等の討論の激しいやりとりのシーンを、テレビなどで見れば一目瞭然。自己の主張を通すために怒りが爆発し、肩で息をしながら怒鳴りあいをしています。

話せばわかるといいますが、しょせん言葉だけのコミュニケーションは、浅いものです。議論をするにも、言葉で勝った、負けたという次元でしかありません。

塾生のひとりに、西野塾に通ううちに、対人関係がよい方向に変わっていったという人がいます。仮にA教授としましょう。

さて、そのA先生が主任教授になったときから、B教授という人がことごとく彼の意見に反対するようになったといいます。A教授も負けてはいません。B教授に反論されれば、すぐに言葉でバシッとやりかえします。そんな調子で、ふたりが話をすれば、いつも険悪な雰囲気になっていたそうなのです。

しかし、A教授が私のもとで呼吸法の稽古を積み、私が話すノンバーバルコミュニケーションの意味を考えるうちに、ふと自分もそれを試してみようと思ったそうです。

つまり、「今までは頭で考えてB教授に言い返していた。しかし、カッとしたときこそ、西野塾で学んだ呼吸法で自己を取り戻すべきではないだろうか。自己のエネルギーを充足させて、相手にもそのエネルギーを送ってみたらどうだろうか」ということです。

それを試すうちに、不思議とB教授との関係が良好になっていった、といいます。

A教授は、対人関係にいつもストレスを感じ、苦しくてしょうがなかったそうですが「西野先生のおかげで、対人関係がスムーズにいくようになりました」と感謝されました。彼は、今や学校の人気者でもあります。

対人関係に行き詰まりを感じているときは、そもそも相手との適切なつながりを失っているときです。そんなときは、深い「いい呼吸」をしてみることです。

すると自分を取り戻すことができるはずです。自己を取り戻せば、周囲とのつながりも自然と回復していきます。

相手に自分を受け入れてほしいと思うときには、まず自分が変わることです。頭で変わるのではなく、身体レベルで、さらにいえば呼吸を変えることから始まります。

◆窮地に陥ったときほど〝身体知〟が不可欠

人間は不思議なもので、万事ものごとがうまく運んでいるときには、おおらかでおっとりとしていて、無意識のうちに深い呼吸をしているものなのです。また、いい呼吸ができているからこそ、頭脳が明晰に働くし、何事にも動じない自己を確立できるのです。

ところがこの世はつくりごとの世界ですから、すぐに足もとをすくわれる。するとたんに呼吸が浅くなってしまうのです。

呼吸が浅くなっているときは、脳にばかり血液が行って身体が充足していませんから、当然判断力が鈍っています。その判断力の鈍った頭で考えて行動をするから、あせればあせるほどなおさら空回りし、孤立し、ますます深みにはまっていってしまうのです。

こんなときこそまず気持ちを落ち着けて、深い、いい呼吸をして、身体を正常に戻すべきでしょう。深い呼吸ができれば、必ずや自己を取り戻すことができます。もうだめだと思ってしまうのは、頭脳だけであり、身体はもっとフレキシブルです。

窮地に陥ったときに信頼すべきは、身体のもつ潜在的な知、すなわち〝身体知〟であり、脳で考える「頭脳知」だけでは活路を見出せないのです。

まず深い呼吸をすること。それが出発点です。深い呼吸で身体に生命エネルギーを漲《みなぎ》らせれば、自ずと道が開けてくるでしょう。

西野流の呼吸を稽古しているうちに運命が拓けてきた……塾生たちがそんなふうに言うのは、彼らが考え方や生き方を変えたからだけではありません。呼吸法によって、身体の細胞がいきいきとして、ものの考え方も行動も自然と前向きになっていく、その当然の結果なのです。

◆夢を花開かせるもの

人は、未来を思い描くときに、必ず頭脳をフルに使って計画をたてます。たしかに頭脳を使って計画するのは、人間のみにできる英知であり、現在という一地点から未来を思い描くことは動物にはできないことでしょう。しかし、計画にのめりこむと、周囲のことが見えなくなり、人間性や人間の情感、すなわち生きていることを置き去りにしてしまうので、的確に状況が判断できず、思いのほか事を大きく成就しがたいでしょう。しばしば行動することを忘れて、頭の中だけで処理しようとして空回りするからです。

思い通りの未来が待っていればいいのですが、人生は不測の事態の連続であり、測りがたい社会情勢や運命によって、計画が机上の空論になり、初めの計画がもろくも崩れ去ってしまうという例が多いようです。

一方、夢見て行動する人は、しばしば大きなことを成し遂げます。願望はいかなるときでも運命を切り開いてくれます。ロマンを実現しようとする人間は、その瞬間、瞬間に、その人固有の価値ある時間を生みだします。気がつくと素晴らしいことをしている。それが明日につながり、あさってにつながり、永遠につながっていくからです。

若者たちに将来の夢を聞くと、お金とか、安定した生活とか、実に寂しい答えが返ってきます。小さいころから頭だけで生きていると、夢がもてなくなってしまうからかもしれません。

夢をもち、身体で行動し、与えられた人生を楽しく生きる。そのための源《みなもと》となるのが、あふれるような生命エネルギーであり、それをつくりだすのが呼吸法です。わくわくするような未来とのワンダーな出会いを、限りなくいざなうのが西野流のメソッドなのです。

◆「花」は自分の身体の中にある

人間には「花」がないといけません。「花」がないと、しょんぼりした人生になってしまいます。

どの世界でもそうですが、バレエや舞台の世界でも、花のある人間には大きな役がつく。花のない人間はダメだといわれていました。

スポーツ界でも、たとえば野球のイチロー選手は花がある。芸術家も役者も、一流といわれる人はみなそれぞれの分野で花をもち、輝いています。

けれども、たとえばイチロー選手に絵を描かせていたとしたら、あるいは包丁を持たせて料理人になる道を歩ませていたら、ある程度の域に達するかもしれませんが、しかしナンバーワンという、輝くばかりの才能を見出すことはできたでしょうか。

多くの人は、自分には花がないとあきらめています。花のある人間はひと握りの才能ある人物であり、自分は凡人であると。

しかし、身体の細胞レベルからみると、そんなことはありません。

世の中には、天才と凡人がいるように見えますが、どんな分野の能力であれ、個人が持っている遺伝子として抱えているものにそう大きな差はないのです。

人は生まれてきた以上、それぞれの持ち味で素晴らしい能力をもっています。それがその人のもつ「花」なのですが、残念なことに、多くの人が、その能力を引き出せないまま、あるいは眠らせたまま、社会の仕組みの中に取りこまれてしまいます。またいい呼吸ができないから、自分に自信をもてないし、生きる喜びも実感できない。それがますます、しょんぼりした人生に拍車をかけることになります。

呼吸の仕方が変われば、眠っていた自らの潜在能力を花開かせることができるようになります。いい呼吸をして「生きる喜び」を肌で感じることができれば、自信が湧《わ》き、夢に向かってがんばる勇気も湧いてきます。

人はよく、つらいとき、人生の壁にぶつかったときには、大きなため息をつきます。また、病気になって身体が苦しくてしかたないときに、うう〜と唸ります。これらはすべて、頭脳の命令で行うものではありません。黙っていたら窮地を切りぬけられないから痛い痛いと言う、うんうんと唸る。これは大きく息を吐くことを、身体が要求しているからです。いわば生きるための〝細胞の知恵〟で、どうにかこうにか切りぬけて行っているのです。

けれども、全身に酸素を行き届かせ、細胞を活性化させる呼吸の仕方を知っている人は、窮地に陥ったときでも、咄嗟《とっさ》にいい呼吸をすることができます。生きるための〝細胞の知恵〟が、正しく効果的に働きます。

自然のままの呼吸で、運命のまま生きていくのであれば、動物といっしょでしょう。もちろん人間は考える動物ですから、頭脳知でもって人生を切り開いていくのですが、それに〝身体知〟が加われば、人生が何倍にも豊かになるのです。

人として生まれてきた以上、自分のためにもっといい呼吸をし〝身体知〟を目覚めさせ、生きている喜びを実感しましょう。たえず感動と好奇心のある、いきいきとした身体であれば、「花」は自分の身体の中にあることに気づきます。

そして、「花」をもって輝いている人は、他人に対しても輝く「花」を与えることができるのです。

◆光り輝きながら生きる

社会不安が増大し、ストレス社会といわれる現代では、人が人として心豊かに暮らすことが難しくなりました。

「人生とは」と考えると、ペシミストならずとも、つらく苦しいもの、という答えが返ってきそうです。たしかに人生を頭の中だけで捉えるとつらく、苦しく悲しいものであります。そして、ときどきいいことがあるから生きていくのだということになるのかもしれません。

しかし、はたして人生はそんなにも、つまらないものでしょうか。

われわれの前には、構築された動かしがたい現実として、世の中の仕組みがあります。その中で右往左往しながら生きているわけですが、それはあくまでも知恵の世界がつくったバーチャル（仮想現実）にしかすぎません。

世の中の仕組みは、現実ではあるが必ずしもすべてが真実とはいえません。真実とは、今生きているということ。それだけがすべてなのです。われわれはそのことをしっかりと認識すべきでしょう。

ＮＥＣ元会長・関本忠弘氏の奥様のまや子さんは、西野流で関本氏とともに長年稽古を続けており、日本のシェークスピア研究の第一人者でもありますが、その関本まや子さんが訳編者としてつくられた『人生の知恵2　シェイクスピアの言葉』（彌生書房刊）には、こんな言葉がのっています。

「栄光というものは、水面に広がる波紋のように、広がりきったところでむなしく消えてしまう」（「ヘンリー六世第一部」ジャンヌ・ダルク）

「王侯貴族の栄光は、所詮《しょせん》名のみの肩書きにすぎない。内心の苦しみをおおう上っ面の名誉でしかない。空しい夢を追い求めて、彼らは不安なわずらいの世界に呻吟《しんぎん》するのだ。だから、彼らの称号と身分の卑しい者の名とでは、何の違いもな

いのだ。ただあるものは、表面的な栄光なのだ」(『リチャード三世』ブラックンバリ)

シェークスピアは劇中の人物に託して、王侯貴族たちを批判し「世の中はつくりごとの世界にしかすぎない」と言わせています。

プラトンやソクラテスなど、古今東西の賢者、哲学者たちも、この仮想現実の世界の中で、真実を追究しようとさまざまな警句を発してきました。

人生は、バーチャルと真実があやなす世界です。

真実とは何か――このことを認識して生きていると、人生が何倍も楽しくなるでしょう。仮想現実の世界の中で何が起ころうとも、身体に生命エネルギーが満ちている限り、新しい夢に向かってチャレンジしていけるからです。

西野流呼吸法でたえずいきいきとした細胞を再生させていれば、光り輝きながら生きることができるのです。生きる楽しさを、肌で、感性で、身体のすべての細胞レベルで感じとれるようになります。

◆コツは呼吸にあり

古来から芸術家や職人など、ものづくりに携わる人々が大切にしていたものが、コツをつかむということでしょう。コツというのは、世の中の通念ではヒントでありきっかけであり、隠された秘法であると思われていますが、実はそれは呼吸であることを古今東西の天才、達人たちは知っていました。

一瞬の呼吸――その呼吸がもつエネルギーこそが、物事にひらめきを与え、生命を吹きこむのです。

コツという語句を辞書で調べると「微妙なやり方の呼吸」というのがあります。「職人の入魂」「あ・うんの呼吸」「息が合う」などの言葉がありますが、昔の人は身体のメカニズムとしては理解していなくても、呼吸の重要性は身体感覚としてつかんでいたのでしょう。

西野流の門下生には、音楽家、声楽家、また能面師など古典芸能の継承者たちが大勢います。その中のひとり、世界的な指揮者、オルガニストであり、バッハ・コレギウム・ジャパン主宰の鈴木雅明氏は、私の弟子になって十五年。昨年春にニューヨークのカーネギーホールをはじめ、ロサンゼルス、ボストンなど六都市で初のアメリカ公演を行い、いずれの会場でも熱狂的な喝采を浴び、アメリカのマスコミ各誌が「非のうちどころがない」「天上の美」と、絶賛しました。なぜこのような素晴らしい指揮ができるかという問いに対して「西野流の指揮法だ」と言っています。

同じ西野流の門下生である音楽評論家の加藤浩子さんが、鈴木雅明氏をインタビューした『バッハからの贈り物』（春秋社）という本がありますが、その中で、呼吸法と音楽の合致について次のように語り合っていますので、抜粋してご紹介しましょう。

鈴木　……指揮というのは、ともかく音楽を自分の身体で表現してみせることでしょう？　演奏者たちになんらかの具体的なイメージを一瞬のうちに与えることが大事なんです。そのとき西野流の呼吸をするときのさまざまな動きは、もうそのまま指揮法に直結していますよ。

それに自分の身体が内部からゆるんでいるということを確認しながら演奏するということは、本当に気持ちがいいんですよ。

加藤　西野流指揮法ですね。

鈴木　まったくその通りなんですね。「気」という言葉は最近あちこちで聞きますが、要するにこれは相手に対する働きかけだと思うんですね……西野流はそういう意味で、ともかくひとりひとりの凝り固まった身体と頭を解放するし、身体がしなやかになって、身体自身が自分の心地よさを自然に求めるようになる。そうすれば、頭だけでなく、全身で、つまり身体ですべてを理解できるようになるんです。これはまったく、音楽の基本でもありますから。

加藤　バッハにも関係ありますか？

鈴木　大いにありますよ。バッハという人はそもそも非常に濃厚な気の持ち主ですよ。音楽の隅々にまで、気が行き渡っているんですよ。

加藤　……いま、西野流に限らず「アタマで考える」ことの限界に、多くの人が気づき始めたと思うんですね……。

鈴木　そうですね。本当に音楽をね、身体で体感するためには、生き生きとした細胞でなければダメなんですよ。身体が内側からわくわくして動くという、この感受性がすべての音楽のはじまりですから。アタマじゃないんです。

芸術は理屈で語ったり表現できるものではありません。どれだけ魂を揺さぶれるかということなのです。そしてその感性を磨くのが、西野流呼吸法です。

私は、医科大学に身を置いて身体の知識を蓄え、バレエで芸術表現を学び、また、武道、中国拳法を修めて生死《しょうじ》について考え、西野流呼吸法を発見しました。

これらは、まさに求めるべくして歩んできた道なのだと思っています。細胞レベルで身体が輝いていてこそ、人生の夢を果たすことができると痛感しています。

◆我が身を守る

人間の歴史は、外敵から自分の身を守ることから来ているといっても過言ではないでしょう。ことに中世、近世になると権力者たちは、たえず命を狙われていましたから、我が身を守ることに懸命でした。

おもしろい例が、権力者に仕える「お毒見役」の存在です。権力者が口にするものはすべてこの「お毒見役」が先に口にしてから御前に供されていました。現在もレストランでワインをオーダーすると、テイスティングという儀式めいたことを行いますが、これもヨーロッパの王侯貴族たちの「毒見」の習慣のなごりだともいわれています。

さて、現代に生きる私たちも外敵から身を守る必要がありますが、特に大事なのは病気から身を守るということ。つまり、身体の免疫力をつけるということになります。身体がもつ免疫力の素晴らしさは他の項でも書きましたが、細胞のもつさまざまな働きには、まことに目を見張るべきものがあります。

『日経サイエンス』二〇〇三年九月号によれば、筋肉を使いすぎると、筋肉細胞の膜に小さな穴があきます。そんな場合は、たちまち健康な細胞が小胞（細胞内にある小さな袋状の構造物）の大編隊を穴のあいた箇所にさしむけ、重要な科学物質を出して筋肉の穴を修復します。この化合物は、わずか十〜三十秒で穴をふさぎます。マウスを使った実験で、修復のカギを握るのは、ジスフェルリンというたんぱく質だとわかりました。またジスフェルリンが欠乏すると、特殊な筋ジストロフィーになってしまうということも、現代の科学でわかるようになりました。――

健康でいつまでも若々しい細胞をつくるのは、やはり細胞レベルの「呼吸」でミトコンドリアの働きをよくすることに尽きます。

いい呼吸をすれば、病気に対する免疫力もつき、ストレスもはね返すことができます。

自己を確立でき、人間関係に傷つくことも少なくなるでしょう。

西野流呼吸法は、現代人を守ってくれる、大きな盾となります。

◆〝絶対味覚〟について

老化を感じる場面に、味覚の衰えがあります。

実際、私自身、西野流呼吸法を発見してから五感が研ぎ澄まされて、味覚の面でも絶対とでもいうべき感覚が生まれてきました。

たとえばある料亭で行った会食会で、一品だけ料理を口にしなかったことがありました。その料理を口に入れる前に、なんとなくこれはやめておこうという感覚が働いたからなのです。

まもなく、私を除いた全員が、その一品が原因で、腹痛、嘔吐、下痢などの食中毒症状になったのです。私はなんともなかったので平然としていると、皆に驚かれて、「さすが呼吸法をやられている西野先生ですね、先生の身体は特別なんですね！」と言われました。しかし特別ではないのです。嗅覚と味覚が判断して、私の口に入れなかっただけなのです。

さて、五感のうち味覚でいえば、料理人から「先生の舌は素晴らしいですね」とほめられるのもうれしいことです。

香港と東京、大阪に或《あ》る最高級中華料理店があります。私は毎月、一週間、大阪・帝塚山の西野塾に指導に行きますが、稽古が終わってから十年以上通っている塾生たちとその店に行き、美味しい中華料理を食べ、身体論をはじめ、芸術論や社会に関するもろもろの問題を梁山泊《りょうざんぱく》のように楽しく語り合います。

その日のメンバーは、赤井秀行さん（国立病院大阪医療センター泌尿器科医長、医学博士）、大草修さん（医療法人大草会大草歯科医院理事長、大阪歯科大学・日本歯科学院講師、歯学博士）、川窪仁帥さん（弁護士）、富士坂弘高さん（日本古伝正法不動禅少林寺流拳法師範・九段、プロ野球・阪神・近鉄・日本ハム・トレーナー）。

明治二十五年に創立された竹中庭園代表取締役会長の竹中榮治さんは、国土交通省、日本道路公団、大阪府、大阪市など数々の公共事業で、関西を代表する造園業を経営されています。宝石商の鶴田裕一さんは、コロンビアからのエメラルドの貿易の先駆者で、テレビ朝日の「驚きもの木20世紀」という番組で『南米コロンビア・エメラルド王伝説』として紹介されました。

そういった錚々《そうそう》たるメンバーで、そのお店のスープの美味しさに、誰ともなく「このスープの出汁《だし》はいったい何でとっているのだろう?」という話になりました。そのとき、自他ともに食通で通っている張哲彦さんが、「これは鶏がらでは出ない味ですね。そう、あわびと昆布とのミックスですよ。それでこの味が出るのです」と自信をもって言います。

彼は大阪青年会議所のシニア会員で、四十歳まで理事をしていました。テニスの全日本ランキングプレーヤーで、学生時代に全日本学生選手権ダブルス二位となり、実業家として大阪に大きなビルを三つ所有されています。そして健啖《けんたん》家として、彼の味覚は信頼されている存在です。その彼が言うのですから、全員がなるほどと納得していました。

私の味覚ではそうではなかったので、「これは金華《きんか》ハムを出汁に使っている」

と断言しました。すると全員が楽しくなって、店長を呼んで、何で出汁をとったかを聞いてみようではないかということになりました。

店長は何の話だろうと思って現れました。

「これは、金華ハムでとったスープでしょう」と店長に言うと、「エッ！　どうしておわかりになるんですか、何で出汁をとったかは公にしていないのです。まさにこれは金華ハムで出汁をとったのです。私共の店の秘伝の味です。驚きました！」

そのとき、スイス外国人記者クラブの中島美智子さんが、身体をさすりながら「キャー！　全身に鳥肌が立ちました」と言って立ち上がり、皆に両腕を見せました。同時に日本航空システムの客室乗員部キャビン・コーディネーター武末喜代子さんが「スゴイ！　私も鳥肌が立った」と言って立ち上がったので、会場は楽しい興奮の宴の場になりました。

ちなみに中島さんは、門倉ミミのペンネームで書いた作品が、太宰治賞応募者八百名の中から七名の候補者としてノミネートされました。また、新潮新人賞も千数百人の応募者の中から、十数名の最終選考に選ばれました。彼女は西野流呼吸法で培われたエネルギーで創作意欲が湧き、仕事の余力で書き上げた小説が、二つもの大きな賞の候補になったので「信じられない」と言っています。

こんなふうに、呼吸法を実践するとしだいに味覚も研ぎ澄まされていきます。寿司屋に行っても、ネタの魚が天然ものか養殖ものかがすぐわかるので、「腕の振るい甲斐があります」と板長さんから感激されます。

大阪の北の新地に、或《あ》る高級寿司屋があります。大阪の塾生で先ほどのメンバーの方が通われている店です。ぜひ先生をお連れしたい、と言って初めて誘われたときのことです。

日本酒の最高酒のひとつに「西の関 純米吟醸美吟」がありますが、店で席を予約する際に塾生のひとりが、純米吟醸美吟を出すように頼んでおいてくれたのです。

ところが、酒が出てきてひと口、口に含むと酒の味が違う。

「あれ、これは美吟ではないね。西の関の純米吟醸のようだけれど」というと、たちまち板長がとんできました。聞けば、頼んでいた美吟がこの日間に合わなかったそうなのです。

「とりあえず純米吟醸を出して、お詫びしようとしていたところだったのです。本当に申し訳ありませんでした。それにしてもひや酒で、同じ西の関の純米吟醸ですから、美吟との差はほとんどわからない筈ですが……。先生がおわかりになったのには、驚きました」

素材そのものの味やうまみ、微妙な味の幅や深みがわかるようになると、食べる楽しみがより広がっていきます。

よい呼吸をして、美味しく食べる。気がつかないうちに〝絶対味覚〟とでもいうべき感覚が備わってきます。

◆〝気育〟の必要性

青少年の凶悪犯罪が、深刻な社会問題となっています。今、もっとも重要な課題のひとつが教育でしょう。

現在のマニュアル化した社会では、知育ばかりに重きをおいて「生きる意義」というもっとも大切な教育を置き忘れています。「知育」一辺倒の教育からの反省として、感覚、感性を伸ばす必要性が語られていますが、それが何によって育てられるのかということについて、今のところ明快な答えはありません。いわば天の恵みのように、そういうものをひたすら待つしかないというのが現状なのです。

しかし、これでは人間はただ運命に従うしかないという、意思に反したもどかしさの中で一生を終えなければならないことになります。そうではなく、呼吸を変えて生命エネルギーをどんどん高めることで、感覚を高め感性を引き出す。生きる素晴らしさ、喜びを実感する。それが〝気の育成〟すなわち〝気育〟です。

教育を構成する「知育」「体育」という二つの部門に通底する教育の本質、すなわち〝気育〟の必要性をなによりも今、いちばん感じているのです。

全国大学体育連合主催の「大学体育指導者中央研修会」が、全国の国公立、私立大学で体育を専門に教える教授、助教授を中心におよそ百三十名を集め、一九九四年九月に開催されました。

その折、ギリシャ哲学の権威である藤沢令夫京都大学名誉教授（現京都国立博物館館長）の「大学教育と体育」というテーマの講演、また文部省官房審議官の草原克豪氏の「二十一世紀の大学教育―行政の立場から―」というテーマの講演、私の「呼吸法と体育―足芯呼吸法と身体の復権―」というテーマの講演を行い、〝気育〟について提案しました。

藤沢名誉教授は、ご自身の講演を終えられた後も私の講演をぜひ聴きたいと最後までおられ、「私が（哲学の中で）求めているもの（プシケ）と、本質的に（気は）同じであることに共感を覚えた」と、講演後におっしゃいました。

◆〝生きていることだけが真実〟

人間にとっての真実はひとつしかありません。それは、「自分が今、この瞬間生きて呼吸をしている」ということです。それがすべてです。

あとは人間の頭脳が産み出した素晴らしいつくりごとの世界――人間のみがつくりだせる世界。言い換えれば、われわれはバーチャルリアリティの世界の中で、泣いたり、笑ったり、怒ったりしながら日々生活をしているのです。

ほとんど頭脳で構築した世界で生活していると、その中のわずかな真実を見出すことを忘れて、情報の洪水の中であわただしく生きてしまいます。今ある社会も仕事も財産もそして人間関係も、現実としてここにあるのですから、そのすべてが動かしがたい真実であると錯覚してしまうのです。

シェークスピアも『お気に召すまま』の中で、次のように言っています。

「この世界は、すべてこれひとつの舞台。人間は、男女を問わずすべてこれ役者にすぎない」

人生はお芝居で、われわれは現実というステージの上で、いろいろな役割を演じています。役割を演じるということは現実ではあるけれども、本人のその役割が必ずしも本人の真実のすべてとはいえません。このお芝居の世界の中、つまりバーチャル（仮想現実）の中で、楽しい「ごっこ」遊びをしているのではないでしょうか。

ごっこ遊びの内容は、ある人にとっては「お金持ちになりたい」だったり、またある人にとっては「有名になりたい」「出世をしたい」また「平凡でもいいから楽しい人生を送りたい」だったり、人によってさまざまでしょう。

頭角を現すと足を引っ張られます。欲を出さないでただ平凡にと願うと無視されます。無視されるということは、尊厳のある人間にとって耐えがたいことなので、やはり芝居をせねばならぬという世界に巻きこまれます。バーチャルの世界では、何としても自分の持ち味を生かした役柄を演じたくなります。

しかし、つくりものの世界、つまりバーチャルの世界（仮想現実）を真実であると見誤っていると、ある日突然信じていたステージ（世界）の情勢や機構が変わったときに、途方にくれてしまいます。そこから一歩も動けなくなってしまいます。それが人間の業《ごう》というものです。

明日のことはわかりません。

今日は一流企業の社長であった人が、明日は突然辞任に追いこまれ、失脚するかもしれません。信じていた人に裏切られて、コツコツと築いた地位や名誉や財産を一晩で失うこともあるでしょう。

しかしどんな人生であっても、大切なのは「自分が今、ここに生きている」ということです。われわれは生きているからこそ、生活ができる。生活ができるからこそ、ここでようやく「人生」というバーチャルな世界をつくっていくことができる。この真実を忘れてはいけません。生きているから、信じていた世界がこわれても、再び立ちあがって新しい人生を描くことができるのです。

生きるということは、まず自分のいきいきとした身体を獲得することから始まります。

ヒトの身体は、六十兆個もの細胞の集合体です。この六十兆個の細胞すべてを、西野流呼吸法で日々ワクワクいきいきと活性化させながら、素晴らしいつくりごとの世界で、自分の好きな夢を描いていこうではありませんか。

第四章

西野流呼吸法の実践

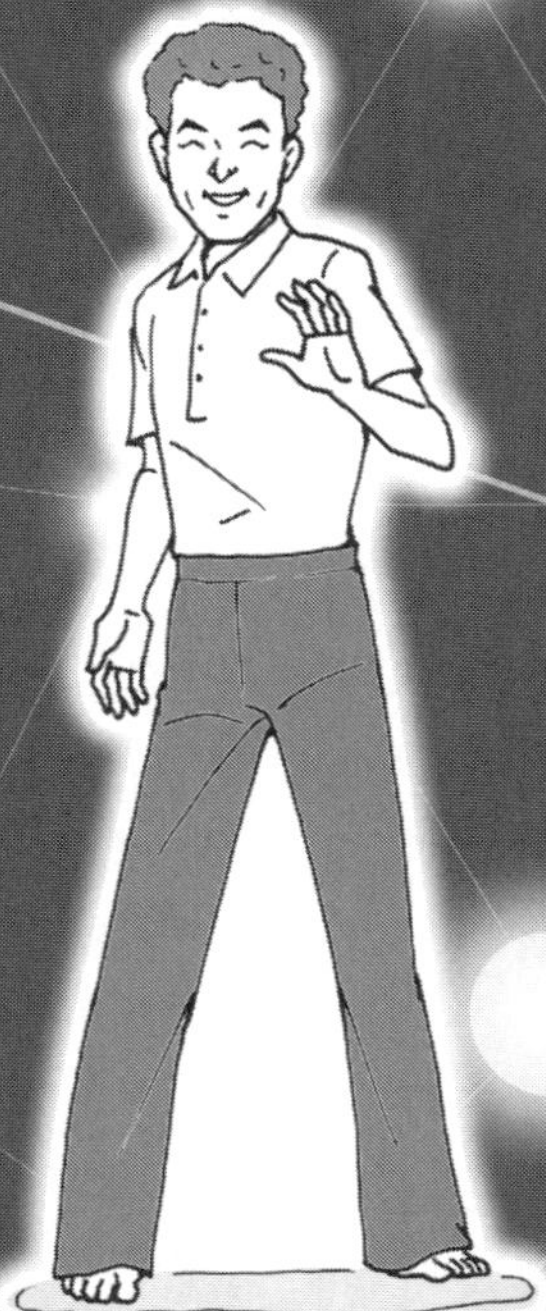

西野流呼吸法の基本用語

西野流呼吸法を始めるにあたり、ぜひ理解しておいてほしい基本用語です。ここでは、要点となる用語を解説します。

●宙遊《ちゅうゆう》●

心地よい温泉につかり、身体がふんわりと自然に浮かんでいるような感覚。西野流呼吸法は、この〝宙遊〟イメージで行います。

〝宙遊〟は、人間の身体を限りなく解放し、宇宙と一体になった自在な状態です。

現代的なイメージで言えば、無重力空間（大気圏外）を自由に遊泳しているような感じに近いものです。身体を構成している六十兆の細胞ひとつひとつが感じとれて、身体の中に宇宙があり、身体が宇宙に通じていることを体感できます。

西野流呼吸法の基本構造

足芯呼吸
↑
オープン・クローズ
↓
宙遊

緩揺《かんよう》　旋捻《せんねん》

人間の身体は体重のおよそ三分の二が水です。また、最初の生物が誕生したのは海の中だということ、胎児は受胎してから生まれるまで母親の胎内で羊水につかって過ごすことなどから考えても、身体は水（液体）とは切っても切れない深いつながりがあるといえます。

水滴は、長年の間に堅い岩をも穿《うが》ちますが、水滴ひとつひとつは、潤いのある優しさをもっています。ゆったり流れる大河は、ときには大洪水を引き起こし、巨木も大きな岩をも巻きこみますが、大地を肥やすことも事実です。つまり、水は変幻自在なフレキシビリティーをもっているのです。水の最大の特性は、この柔軟な自在性だといえます。すなわち身体が水であると捉えられれば、エネルギーの移動も楽になり、身体は「固い、動かしようのないもの」という感覚から「やわらかく自由で、自在なもの」に変わっていきます。

緩揺《かんよう》・旋捻《せんねん》

西野流呼吸法では、〝宙遊〟という理想的な身体の状態に導くために〝緩揺〟と〝旋捻〟という二つを基本的な柱として据えています。

〝緩揺〟の「緩」は、糸をゆるめるの意から、ゆとりがあり、おだやかになごみ、落ち着いている様を表わします。「揺」は、「揺籃（ゆりかご）」という言葉からもわかるように、手で揺すったものがそのまましばらく揺れ動くこと。また雲がふんわりと浮かんで、ゆらゆらと流れるような様も指します。

一方、〝旋捻〟の「旋」は、四方形の区画のまわりをぐるぐるとめぐって、もとの場所に還《かえ》ること。颪の渦巻きは「旋風」であり、水の渦巻きは「旋渦」。「捻」は、心にからみまといつく想いを、手でコヨリを縒《よ》るように忘れることなく思うことであり、「ねじり」「よじり」「ひねる」といった粘り強さも表わします。

「緩める」とは、ダランとしてまったく力の抜けきった状態ではなく、必要な弾力をたたえていることが大切です。

ただ「捻る」というと、肩や腕の筋肉に力を入れ、腰を固めてギューギューと「捻って」しまいがちですが、あくまで全身が「緩んで」いて、自然にスムーズに「捻る」ようにします。身体を〝旋捻〟すればするほど〝緩揺〟が得られ、また身体が緩めば緩むほど捻りやすくなります。「緩める」ことと「捻る」ことが、表裏一体となって響応《きょうおう》していることが重要です。

◎オープン・クローズ◎

　クローズとは身体を閉じるということ。このとき息は細く長く吸っています。胎児が完全にリラックスしている状態のイメージ。クローズのとき、宇宙のエネルギーが身体に蓄えられます。

　オープンは、身体を開くということ。息を深くやわらかく吐きながら身体をオープンすると、身体はリラックスし、限りなく解放されて自分の身体と空間が一体となり、このうえなく自由に、すがすがしい気分になります。

　〝オープン・クローズ〟がいかに自然の理にかなっているかは、動物の動きを観察してみればわかります。動物が獲物に飛びかかるとき、一瞬、身体を丸くクローズして息を吸いこみ、そして次の瞬間、エネルギーを発しながらオープンして襲いかかります。

　西野流呼吸法はこの〝オープン・クローズ〟に合わせて、それぞれの呼吸法を行うように組み立てられています。

西野流呼吸法の実践法

丹田《たんでん》・足芯《そくしん》・百会《ひゃくえ》

丹田は、下腹部一帯、小腸のあたり。西野流で捉える小宇宙としての身体の中の「太陽」にあたる場所。エネルギーの大もと。丹田にエネルギーを送り、脳と腸のバランスがとれると、驚くほど冷静に物事をながめ、対処できるようになります。丹田に生命エネルギーが充足し、腸管内臓系が活性化すると、〝求める衝動《こころ》〟が生じてきます。

足芯とは、すなわち「足の裏」のこと。古くから「足心」という言葉がありますが、たぶんにメンタルな要素を含んだ言葉なので、西野流ではフィジカルな「足」の「芯」とします。植物が大地に根を下ろしている芯のようなものとして、足の裏を感じとります。心臓から最も遠い足は「第二の心臓」ともいわれ、血液循環の要としても大変重要な場所です。

百会は、頭頂。生まれたばかりの赤ん坊では呼吸とともにぴくぴくと動いている場所です。

丹田、足芯、百会は、それぞれ緊張、集中せずに、身体の感覚としてゆったり捉えることが大切です。

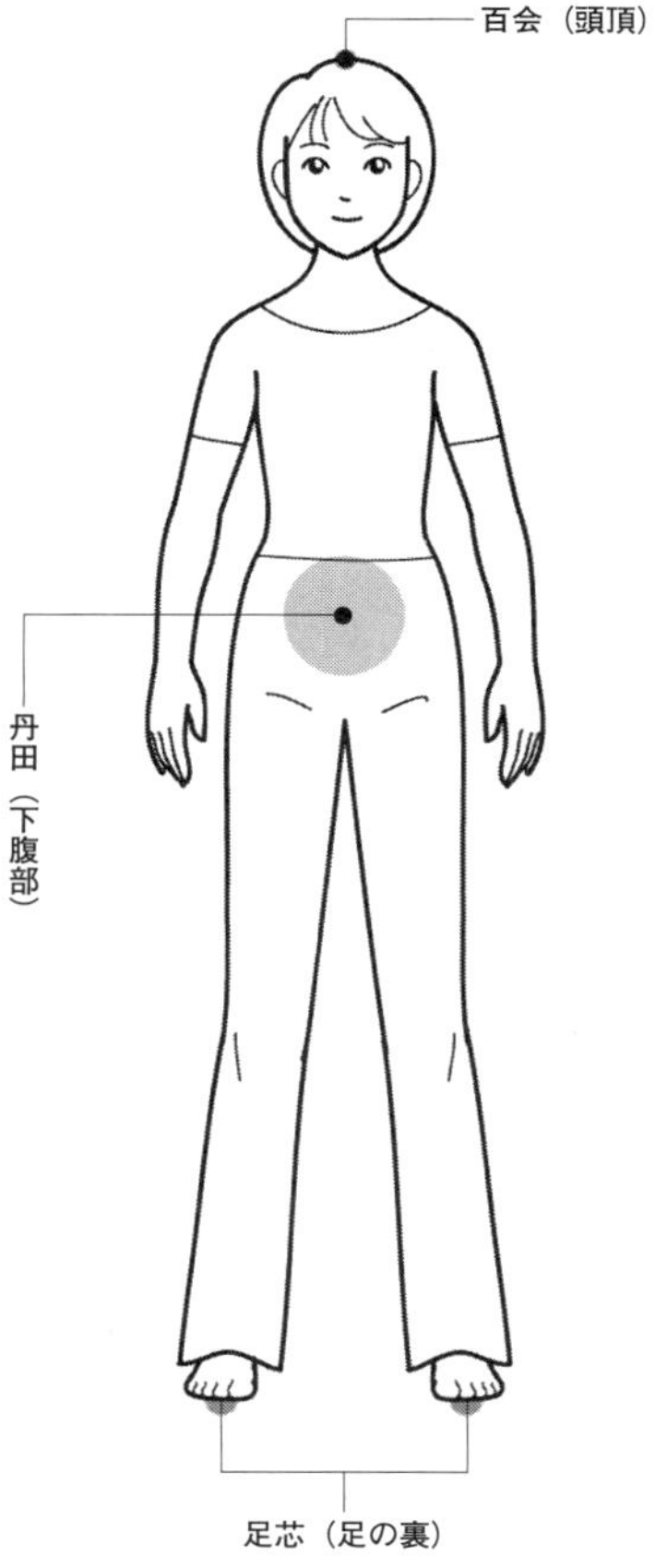

◎足芯呼吸《そくしんこきゅう》◎

足芯呼吸とは西野流の基本で、足の裏から息を吸う意識で全身にエネルギーを巡らせたあと、足の裏から息を吐くという、独自の呼吸法です。次のように行います。

大きな木が根から水分を吸い上げていくようなイメージで足の裏から息を吸い上げ、膝、太ももを通して、丹田《たんでん》（下腹部）までできたら、肛門に軽く意識をおいたまま、背骨の中を通して首の後ろから百会《ひゃくえ》（頭頂）まで吸い上げます。

ここで軽く息を止め、吸い上げたものを身体の前面、鼻・口・喉から胸を通して下ろし、丹田におさめます。

このように、全身に息を巡らせたのち、足の裏から息を吐き出します。

実際には吸うときは鼻、吐くときは口から細く長く行います。身体のどこにも力が入っていない状態に保ち、息が続かない場合は、途中で息つぎをしてもかまわないので、無理なく行うことが大切です。身体を可能な限り緩めて、温泉につかっているような心地よい感覚で行います。

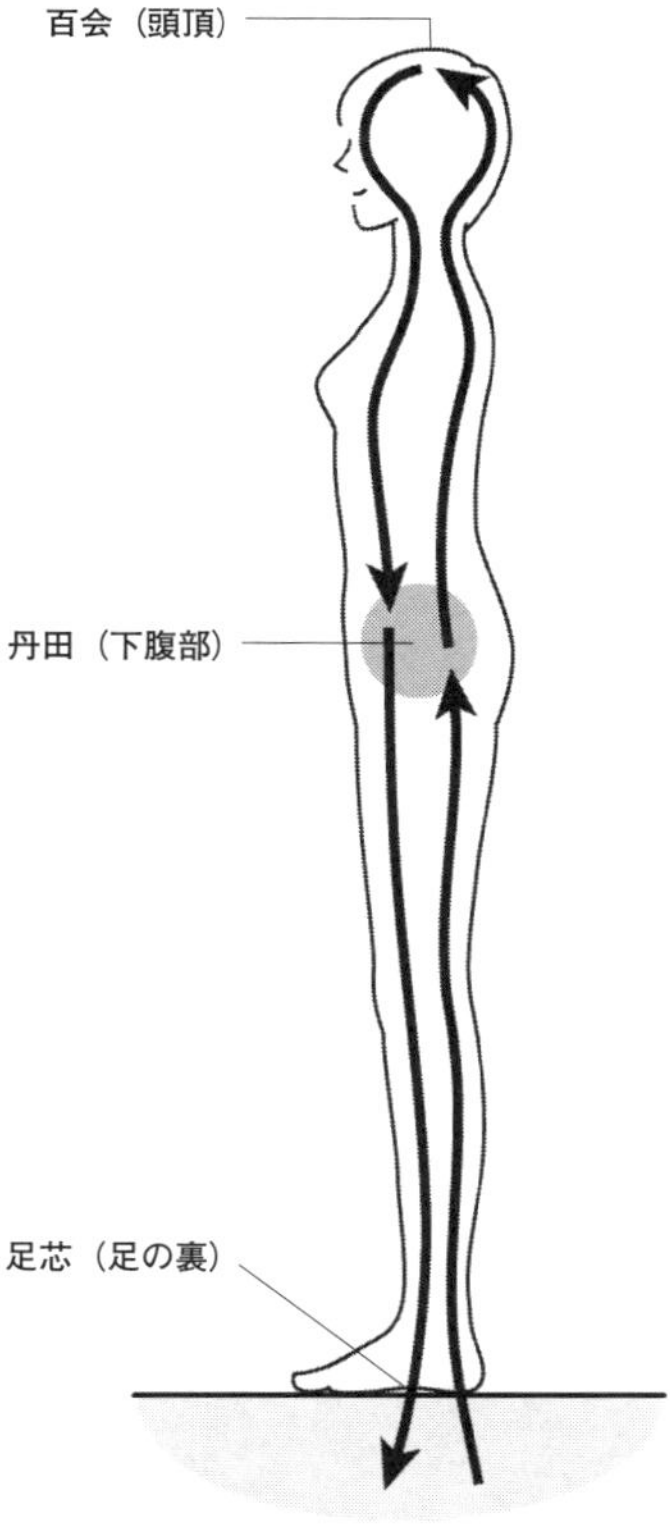

足芯呼吸の経路

●充足法《じゅうそくほう》●

充足法とは、〝足芯呼吸〟、〝緩揺・旋捻〟とあわせて〝宙遊〟という理想的な身体をつくり上げるためのメソッドです。

「充足」とは、ひとことでいえば「満ち足りる」ことです。ある部分を元《もと》として、そこに生命エネルギーを満たす〝充足法〟により西野流で培《つちか》う高次元の身体を感じられるようになります。

充足法には、次のものがあります。

エネルギーの大もとを確認する〝一元充足《いちげん》〟、エネルギーの大もとと、自己のエネルギーの広がりを確認する〝三元充足《さんげん》〟、身体の先端である第二の脳の両手、第二の心臓の両足に生命エネルギーを巡らせ、自己と世界のつながりを確認する〝四元充足《よんげん》〟。心臓から最も遠い両手両足の先まで血液が循環していれば、全身の循環はまず万全といえます。

〝四元〟が充分に〝充足〟すると、身体の内部が見えるようになってきます。その内部とは〝空《くう》〟。〝空〟は空っぽではなく、いつでもエネルギーを無限に充足させるキャパシティをもつ、媒体としての存在です。
さらに、身体を構成する六十兆個の細胞を捉えるのが〝多《た》元《げん》充足〟です。

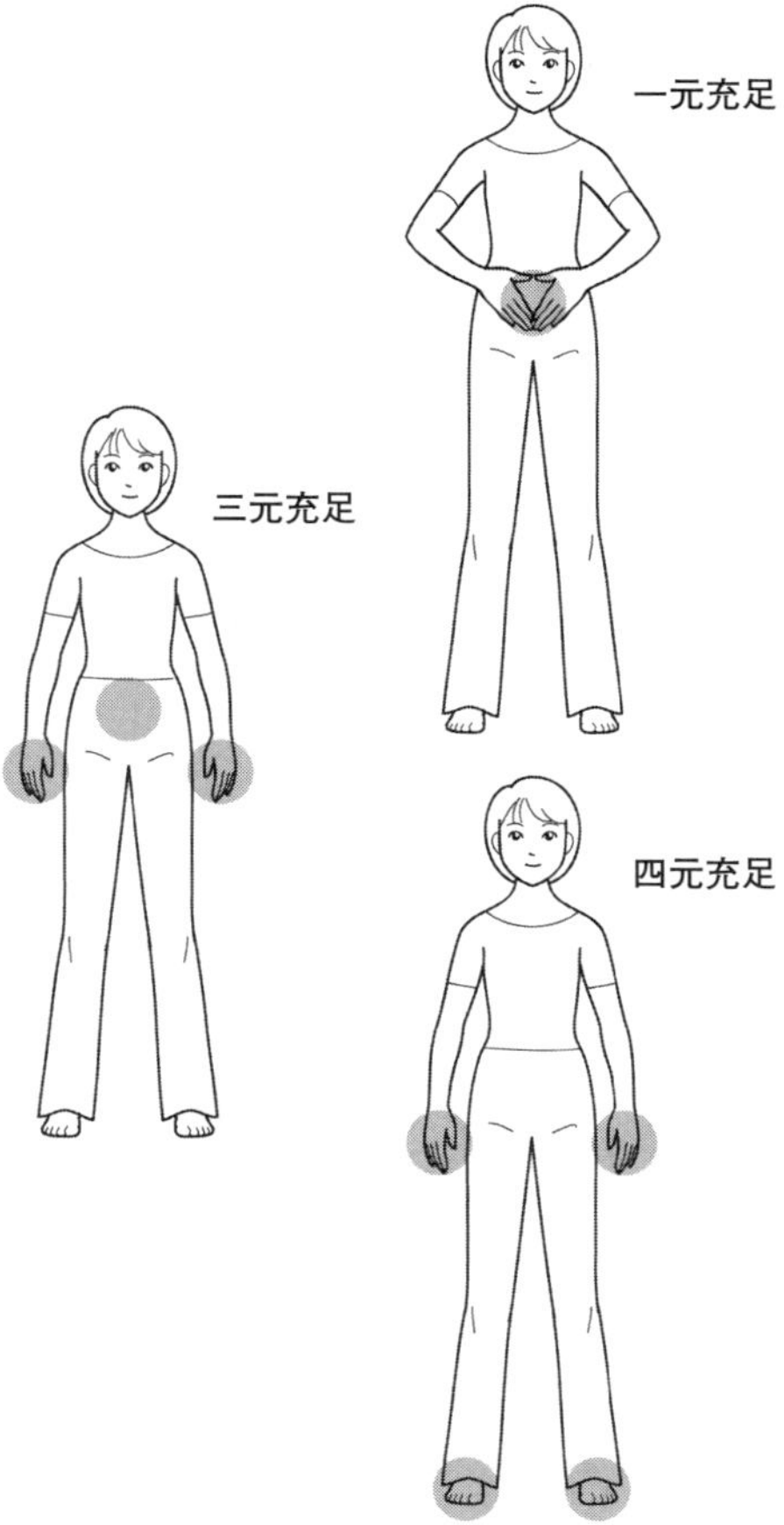

●対気《たいき》●

西野流呼吸法の稽古では、基本の呼吸法によって充分に身体が緩み、生命エネルギーが高まったところで、その応用として〝対気〟を行います。〝対気〟は、相手と向き合い手を合わせて双方向に生命エネルギーを交流させ、相手のエネルギーを感じ、自分のエネルギーレベルを確認できる稽古です。

センサーであり、第二の脳ともいわれている手を合わせて、エネルギーの交流を行うことで「ノンバーバルコミュニケーション」（言葉によらないコミュニケーション）が可能になります。〝対気〟を行うことによって、人と人との間合いを知らず識《し》らずのうちに体得することができ、自然とふだんのコミュニケーションがスキルアップしてきます。また、自己の生命エネルギーを細胞レベルでより円滑に、効率よく循環させることができます。

〝対気〟は、生きていることの快感を感じながら、自己のエネルギーを高めることができる稽古方法なのです。

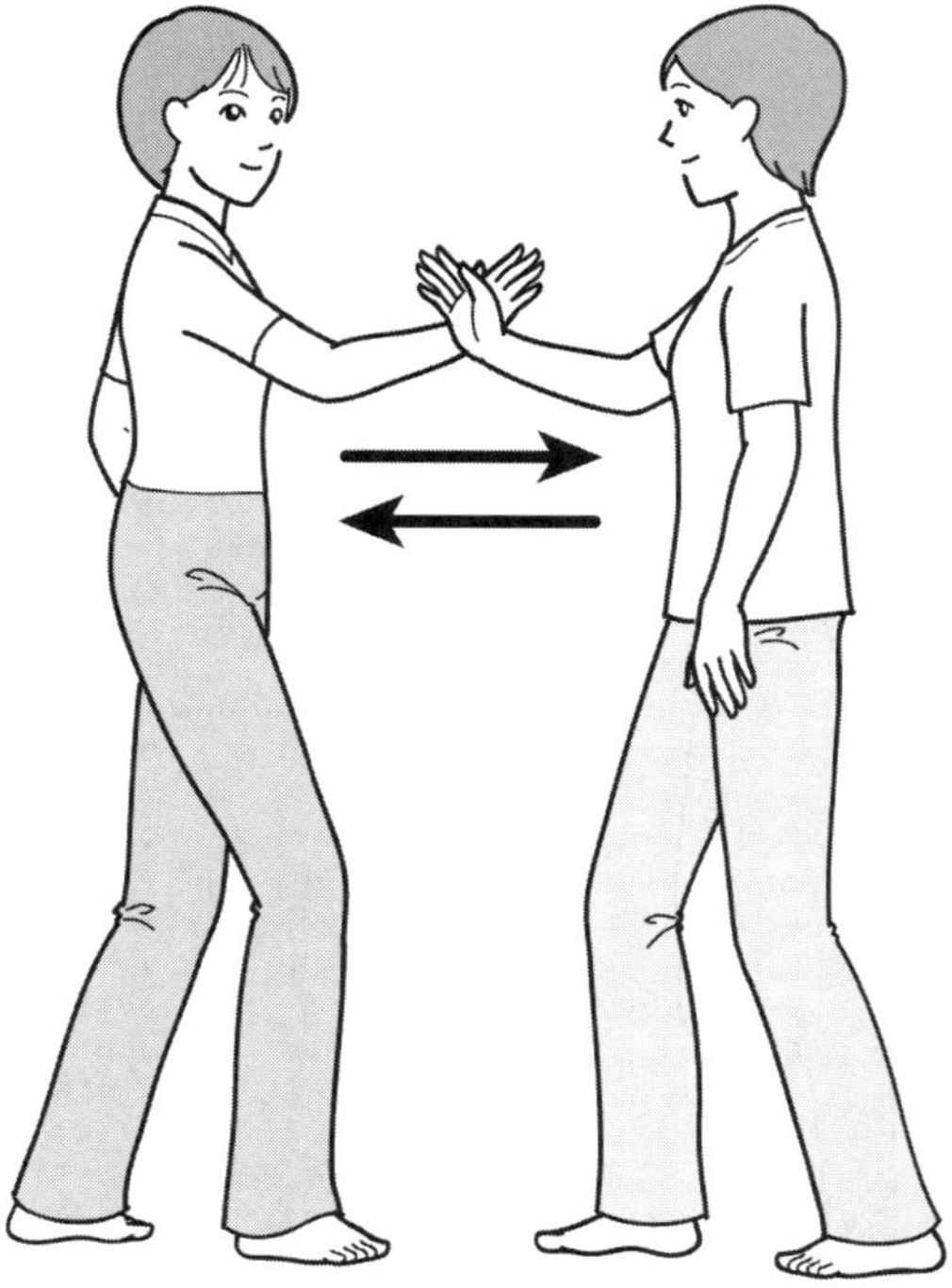

注／対気は、必ず、西野塾本部で指導員のもとで行ってください。

華輪【かりん】

西野流呼吸法の準備運動です。

全身をリラックスさせ、〝宙遊〟というゆったりとした理想的な身体の状態をつくります。上半身をゆったりと緩め、おへそから下は心地よい充実感が感じられるような状態で、身体の軸をまっすぐにして立ち、江戸の火消しの纏《まとい》が回るイメージで、なめらかに身体をねじりましょう。

反動をつけずに、自然にスムーズに身体を「緩め」て「ねじる」のがポイント。自然呼吸で、中段、上段、下段の三つの動作を行います。

肩こり、冷え性、腰痛、便秘解消に効果があります。ウエストライン、足首も引き締まります。

1

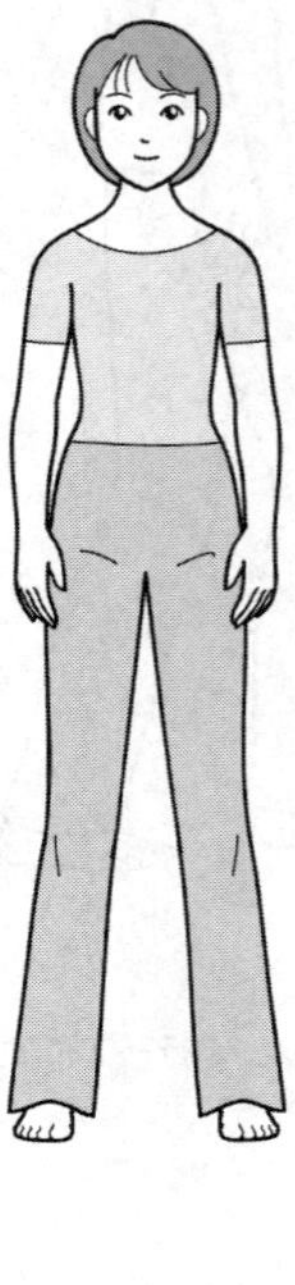

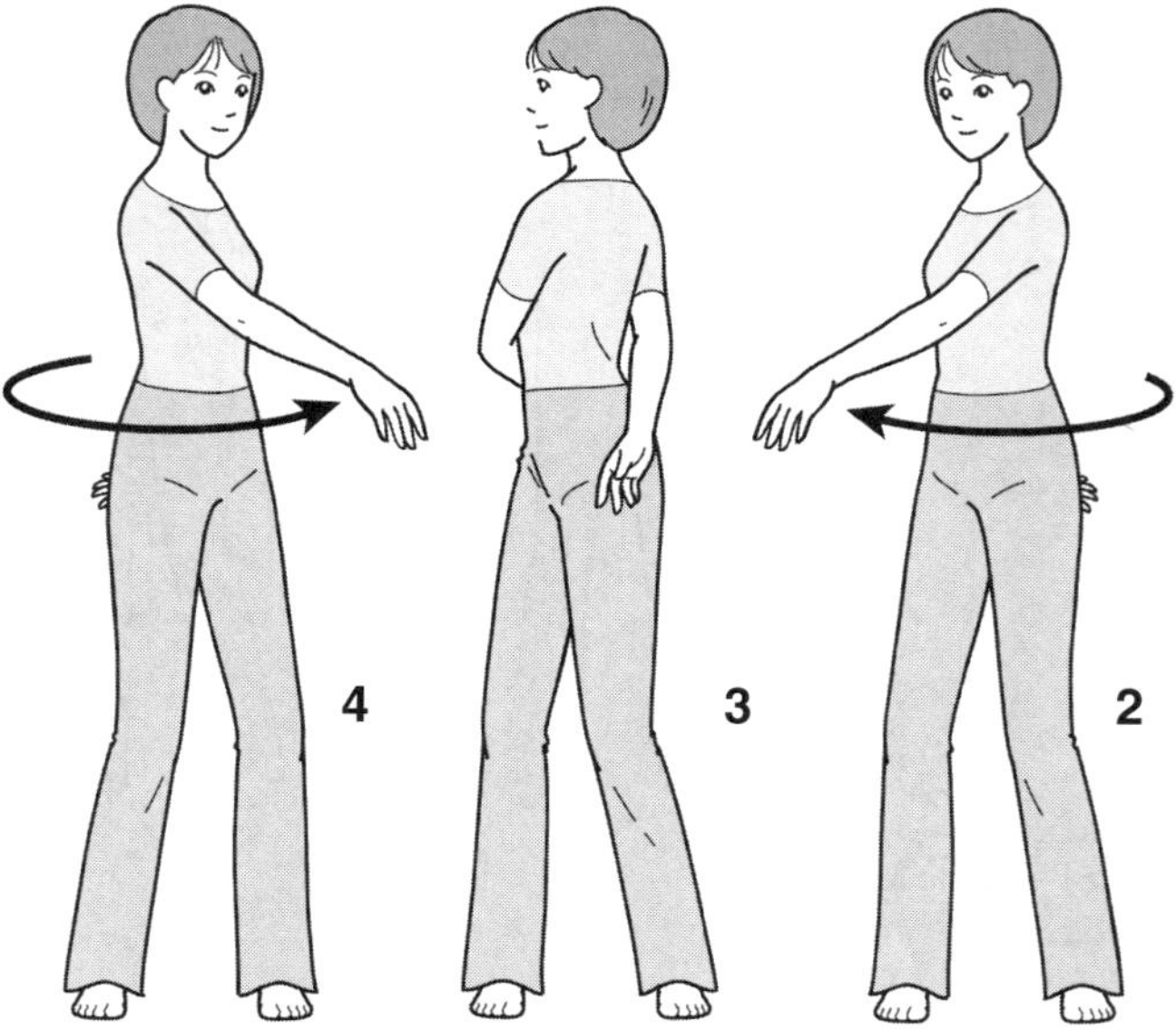

1 両足を肩幅の広さに平行に開き、全身をゆったりとリラックスさせる。
2 はじめに中段。丹田（下腹部）に意識をおき、軽く息を吐きながら身体を右側にねじる。背骨を軸にし、身体がぶれないように、ゆったりと行う。

3 身体をねじると、十分に緩んだ腕が「江戸火消しの纏」のように身体にまといつく。無理に腕を巻きつかせようとせず、あくまで自然に身体にまといつくこと。
4 同じように、背骨を中心とした軸を意識しながら、身体を丹田から左側にねじる。頭は自然に、身体のねじりと同じ方向に向くように。丹田に意識をおくと、軸がぶれない。

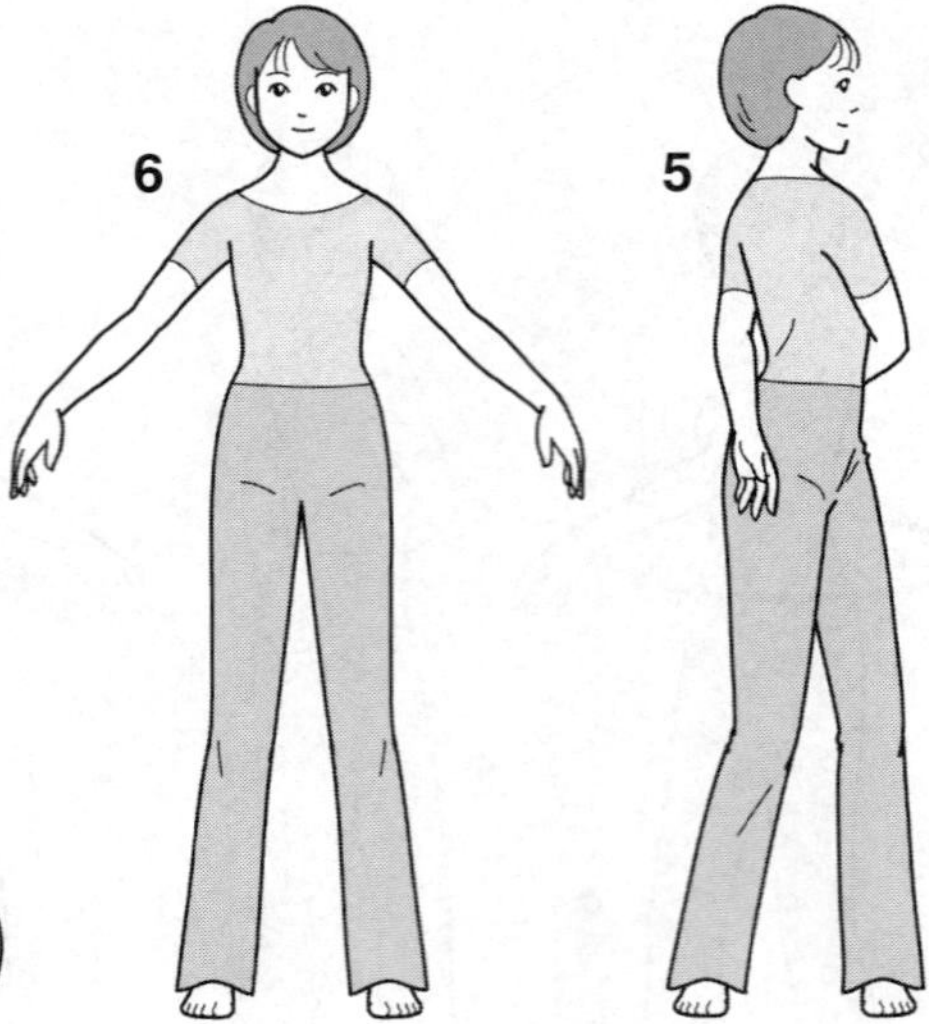

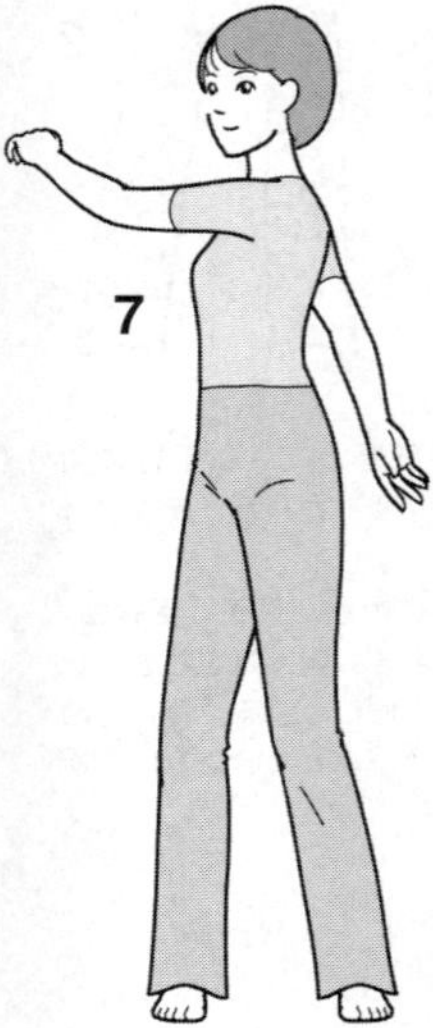

5 丹田から動き、腕が身体に自然にまといつく。このときに膝が緩んでいないと、力が入るので注意を。左右で１回として、30回前後行う。
6 連続して上段の動作に入る。意識は丹田に。膝を緩めることを忘れずに。
7 息を吐きながら丹田から身体を右にねじり、自然に腕が肩の方向に上がる。

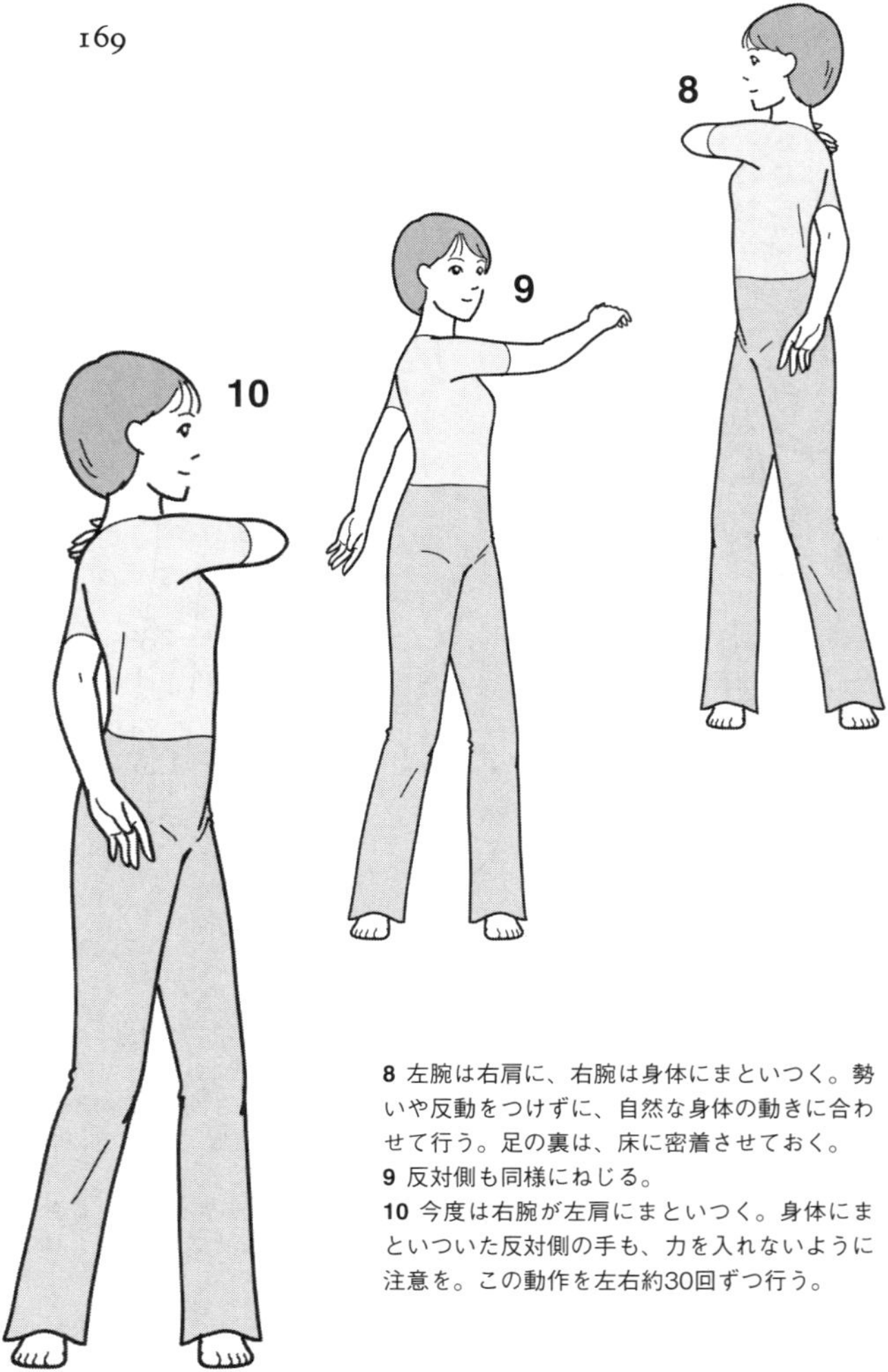

8 左腕は右肩に、右腕は身体にまといつく。勢いや反動をつけずに、自然な身体の動きに合わせて行う。足の裏は、床に密着させておく。
9 反対側も同様にねじる。
10 今度は右腕が左肩にまといつく。身体にまといついた反対側の手も、力を入れないように注意を。この動作を左右約30回ずつ行う。

12

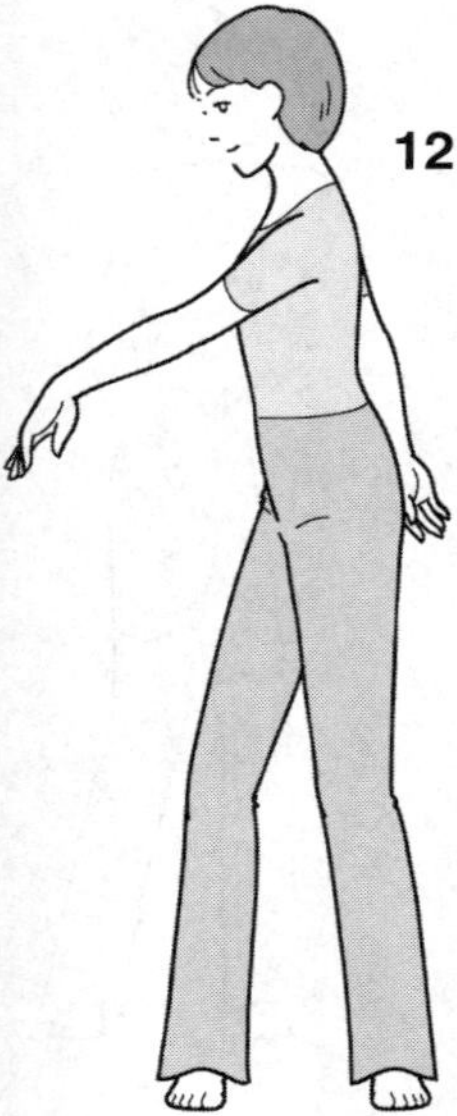

11

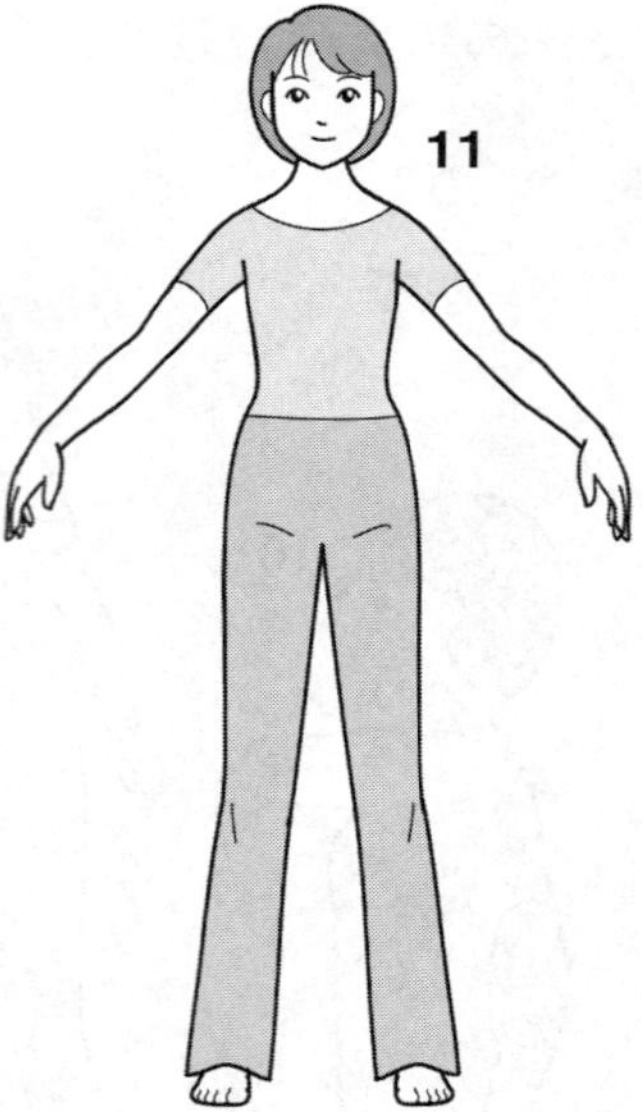

13'

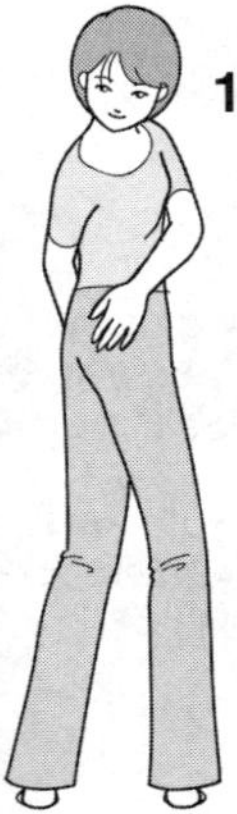

13

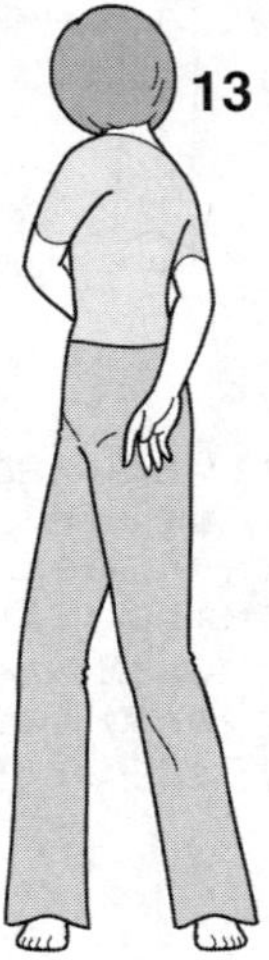

11 続けて下段に。
12 両方の腕を十分に緩め、丹田から身体を右側にねじる。
13 ねじったときに、左足のかかとを見る。両腕は、自然に身体にまといつく。
13' 同じ動作を後ろから見たもの。膝を緩めるとスムーズにねじることができる。

15'

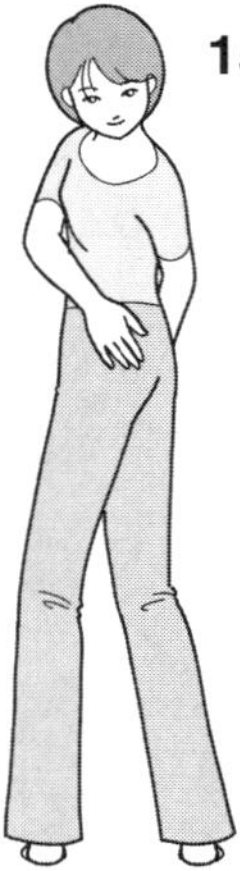

15

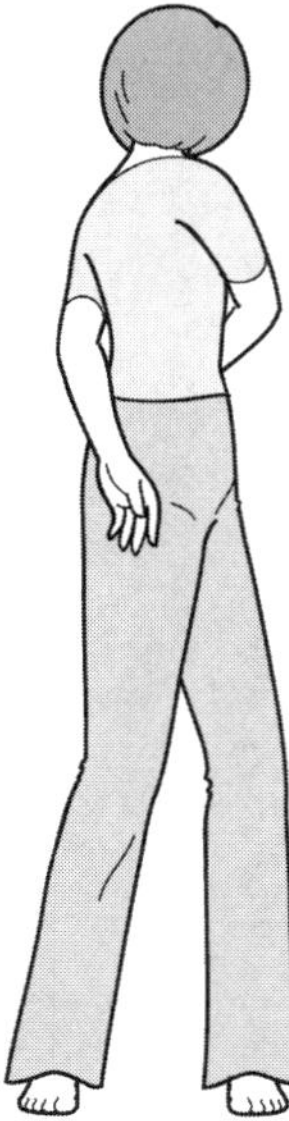

14

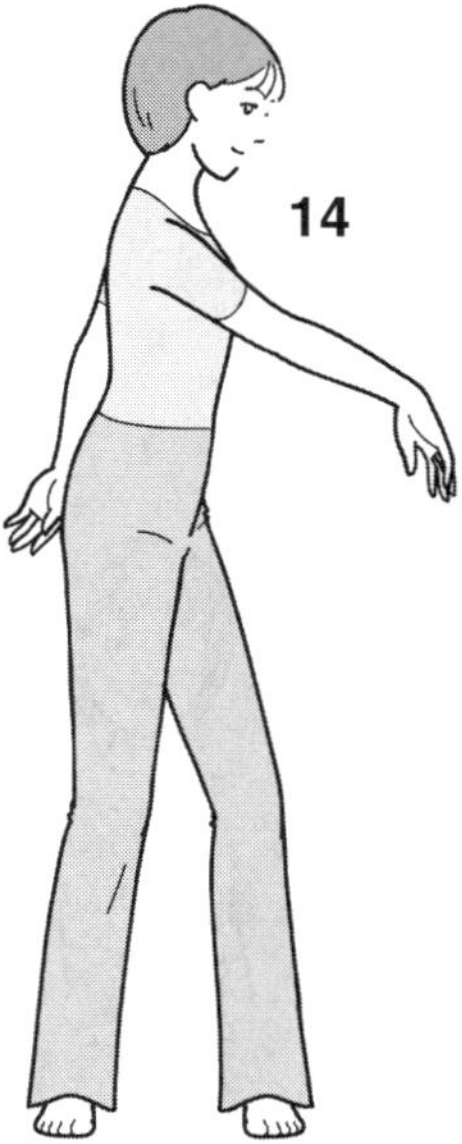

16

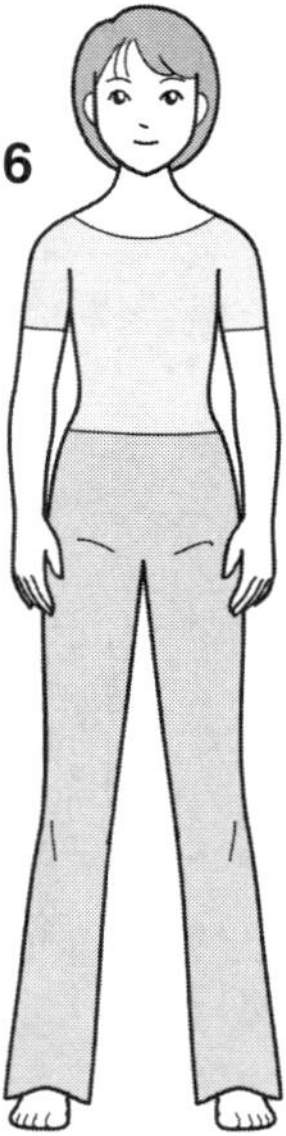

14 反対側も同様に行う。
15 右足のかかとを見る。このとき、力を入れて無理に見ようとしない。
15' 同じ動作を後ろから見たもの。これを左右約30回ずつ行う。
16 再び中段**2**～**5**の動作を左右数回行いながら、自然に動きを止める。全身をリラックスさせて、最初の姿勢に戻る。

天遊【てんゆう】

子どもが無心で「天」に「遊ぶ」ような、のびのびとした気持ちで行うのが〝天遊〟です。西野流呼吸法の基本となるものですから、しっかりとマスターしましょう。

身体を充分に緩め、両手で誘導するように〝足芯呼吸〟を行いましょう。身体を前に倒したときは、意識も体重も完全に足芯に下りるようにします。息は鼻からゆっくり細く長く、大きな木が根から水分を吸い上げていくようなイメージで吸い、吐くときも口から細く長くゆったりと行います。

身体ひとつひとつの細胞が活性化され、エネルギーあふれるパワフルな身体がつくれます。

1

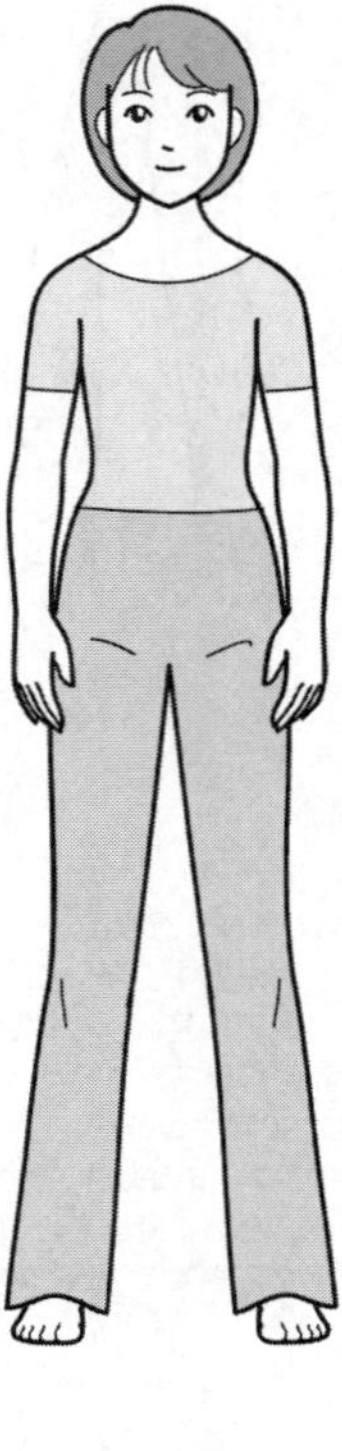

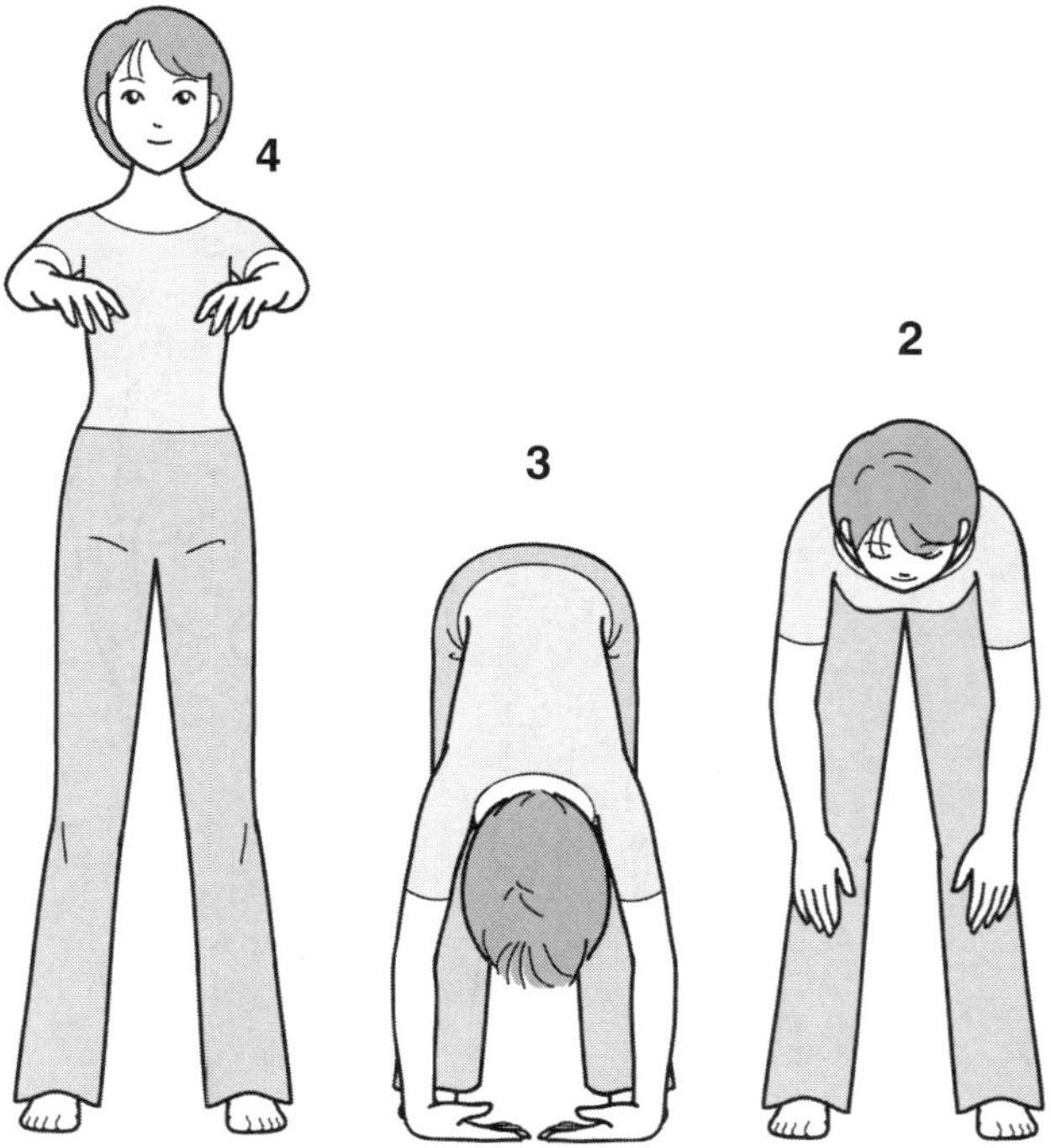

3 手の甲が床につくまで、息を吐きながら上体を倒す。このとき膝を緩め、意識をすべて足の裏に下ろす。
4 足芯呼吸で鼻から息を吸いながら、上体をゆったりと起こし、それに合わせて両手を上げていく。

1 両足を肩幅の広さに平行に開き、全身をリラックスさせる。意識は丹田においてゆったりと立つ。
2 口から息を吐きながら、ゆっくり上体を倒していく。

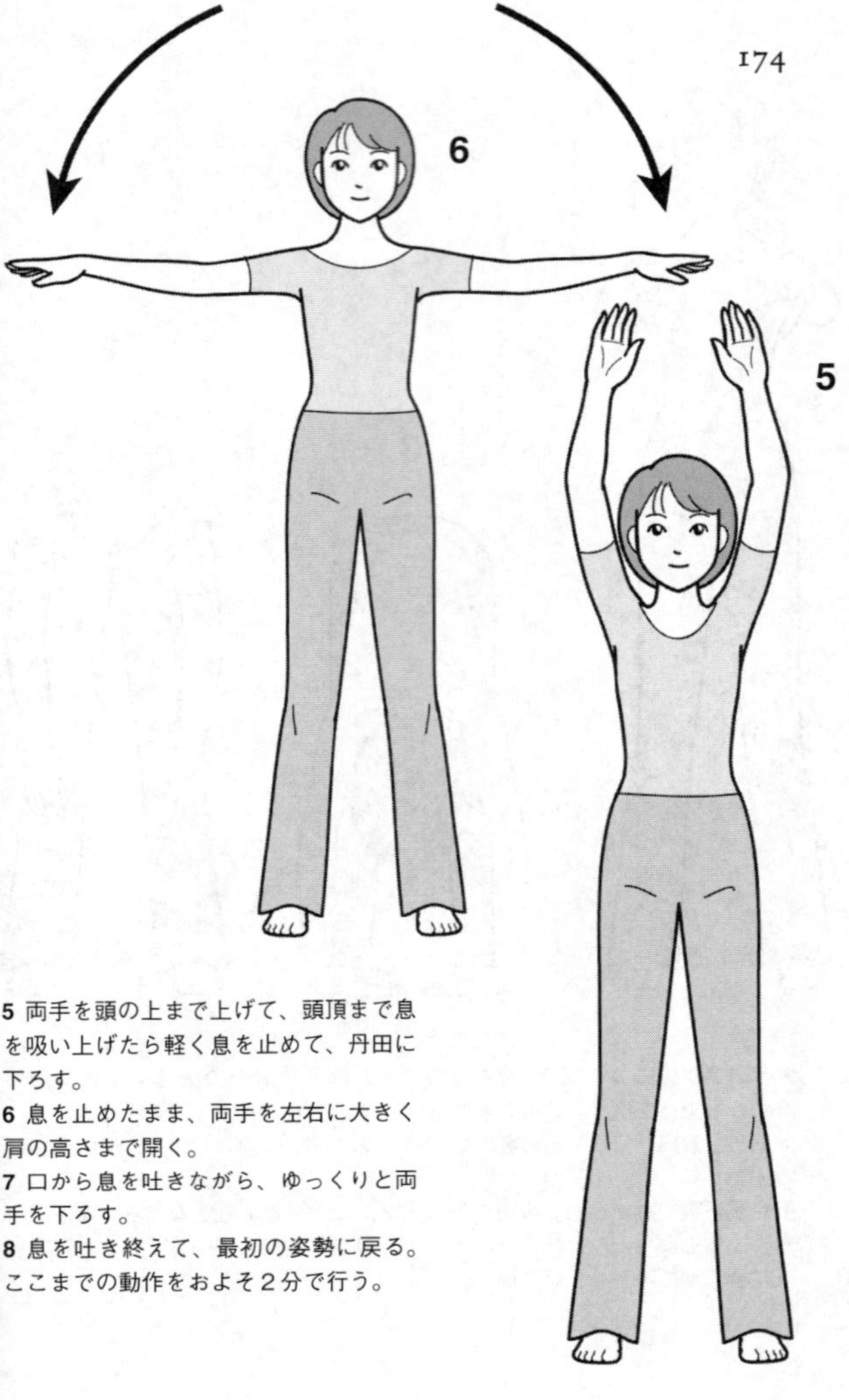

5 両手を頭の上まで上げて、頭頂まで息を吸い上げたら軽く息を止めて、丹田に下ろす。
6 息を止めたまま、両手を左右に大きく肩の高さまで開く。
7 口から息を吐きながら、ゆっくりと両手を下ろす。
8 息を吐き終えて、最初の姿勢に戻る。ここまでの動作をおよそ２分で行う。

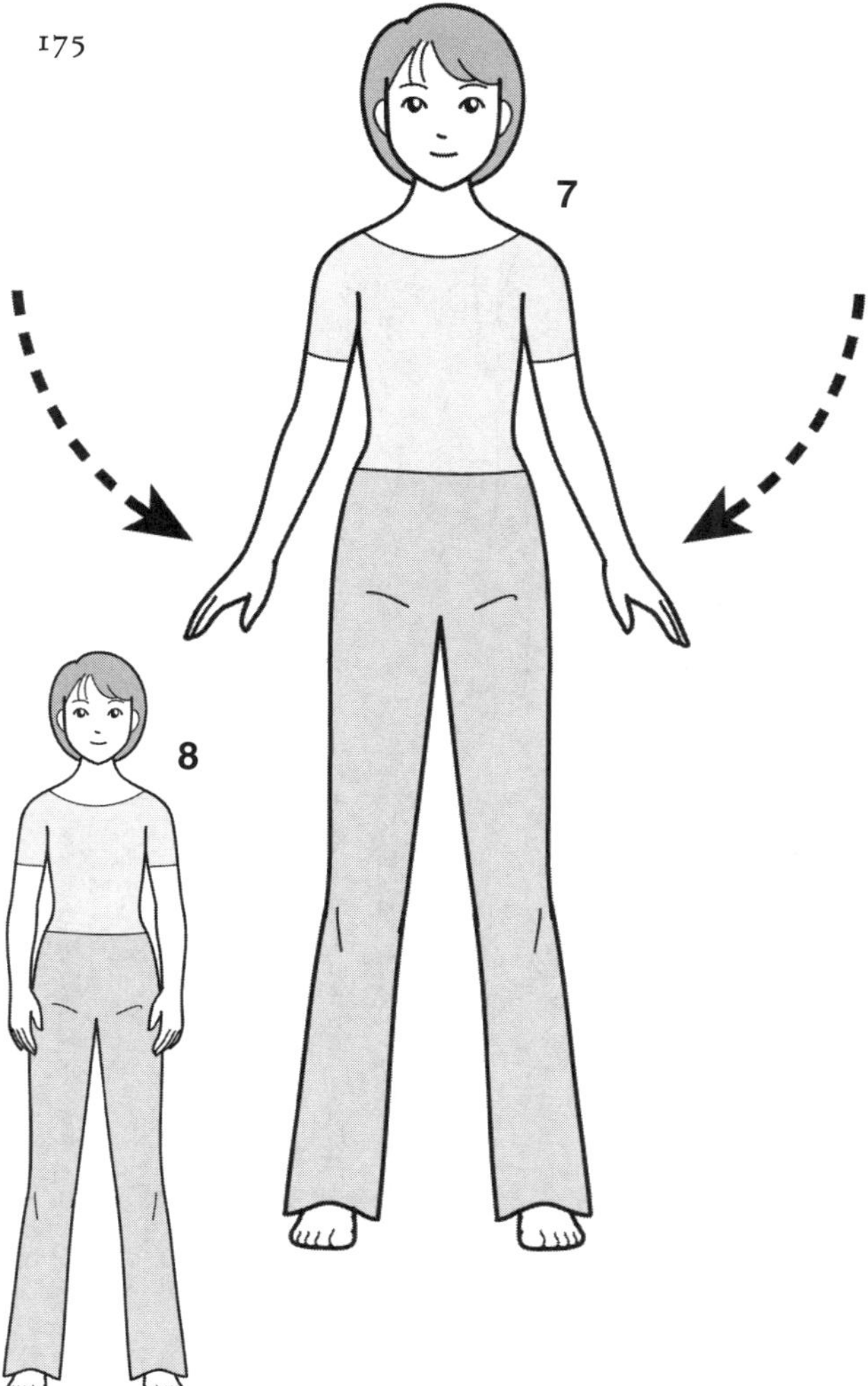
7
8

円天【えんてん】

ゆったりとした気持ちで全身をリラックスさせ、両手で「天」に大きな「円」をゆっくりと描くように行います。気持ちを丹田におき、おおらかな気持で行うと、大きな丸い円が描けます。

しゃがんだ動作では、かかとが床から浮かないように注意を。息を詰めずに、ゆっくりと息を吐き続けましょう。腕を下ろしながら息を吐いていくときは、両手首をやわらかく反らせながら行うのがポイントです。

丹田にエネルギーがいきいきと充足し、内臓機能が高まります。足首や膝を柔軟にし、腰痛の改善にも効果があります。

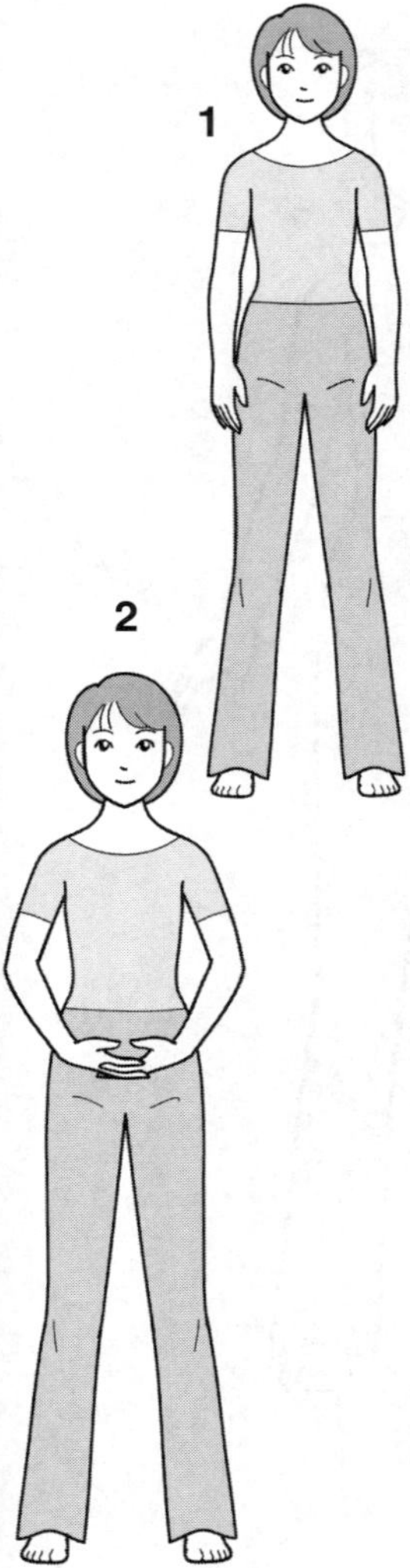

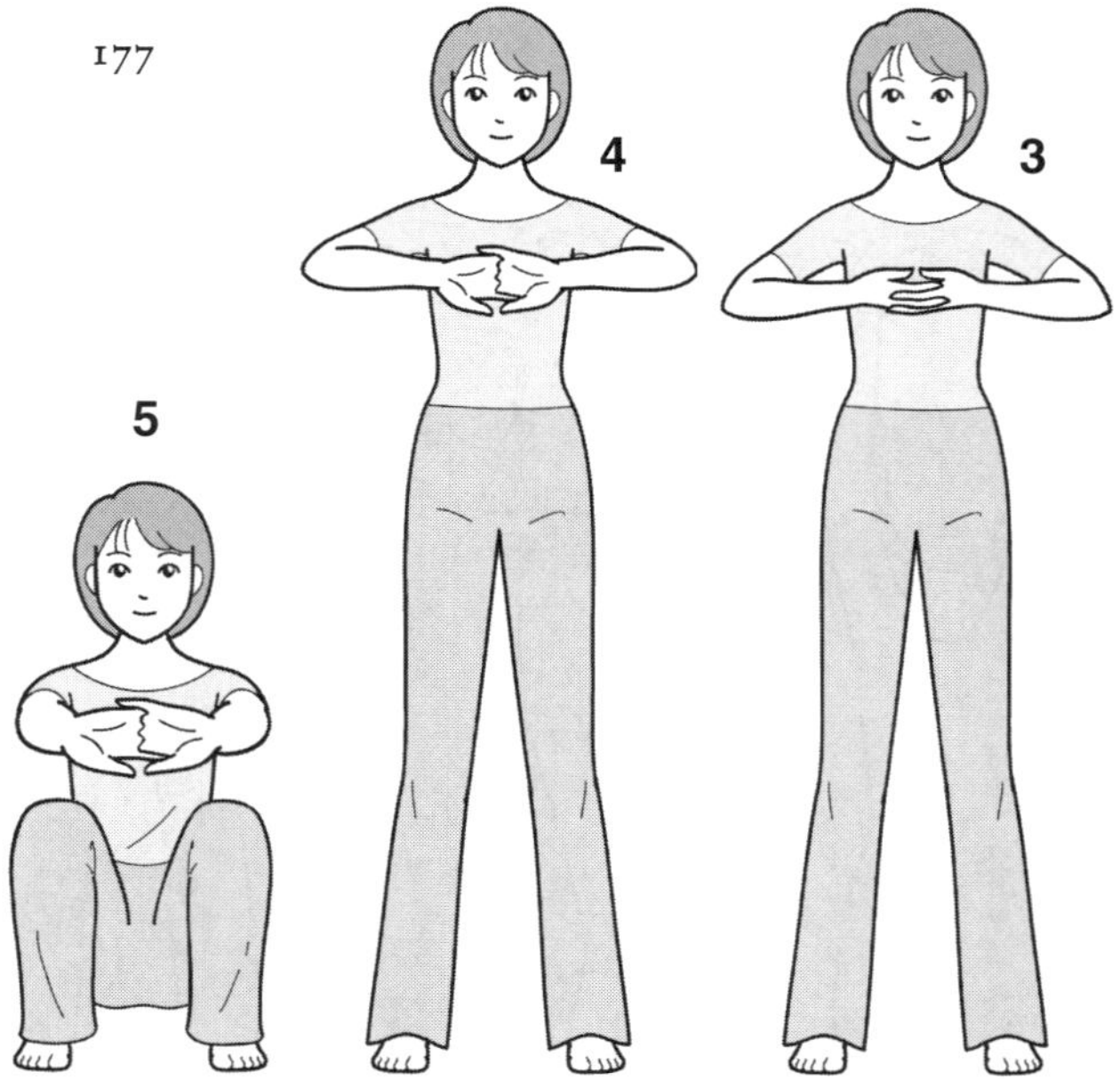

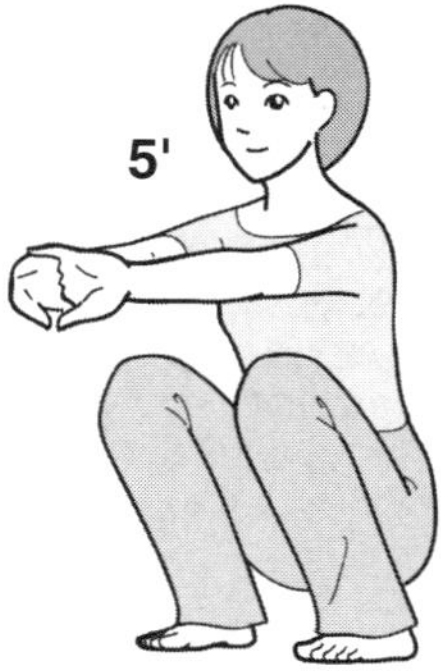

1 両足を肩幅の広さに平行に開き、丹田に意識をおき、自然な状態で立つ。
2 足芯呼吸で鼻から息を吸いながら、手のひらを上にして指を組む。
3 両手は胸に。息は頭頂まで上がり、軽く息を止めて、丹田に下ろす。
4 手のひらをゆっくりと返し、口から息を吐きはじめる。このとき、手には力を入れずに、ゆったりと前に伸ばす。
5 息を吐きながら手を前に伸ばすと同時に、ゆっくりとしゃがむ。肩や腕を緩めて力が入らないように注意し、指を柔らかくストレッチさせる。かかとが床から離れないように注意。
5' **5** を斜めから見たもの。

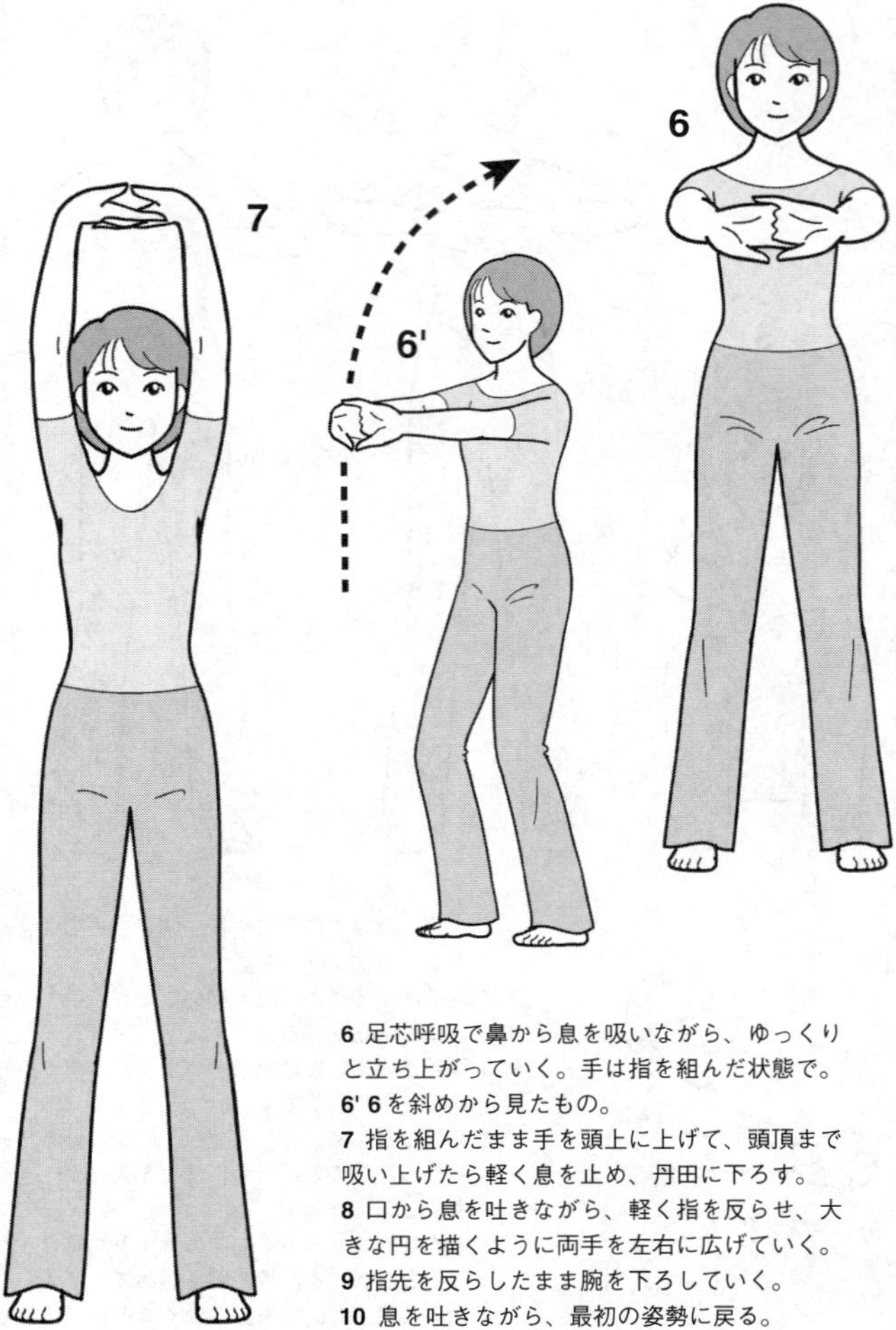

6 足芯呼吸で鼻から息を吸いながら、ゆっくりと立ち上がっていく。手は指を組んだ状態で。
6' **6** を斜めから見たもの。
7 指を組んだまま手を頭上に上げて、頭頂まで吸い上げたら軽く息を止め、丹田に下ろす。
8 口から息を吐きながら、軽く指を反らせ、大きな円を描くように両手を左右に広げていく。
9 指先を反らしたまま腕を下ろしていく。
10 息を吐きながら、最初の姿勢に戻る。

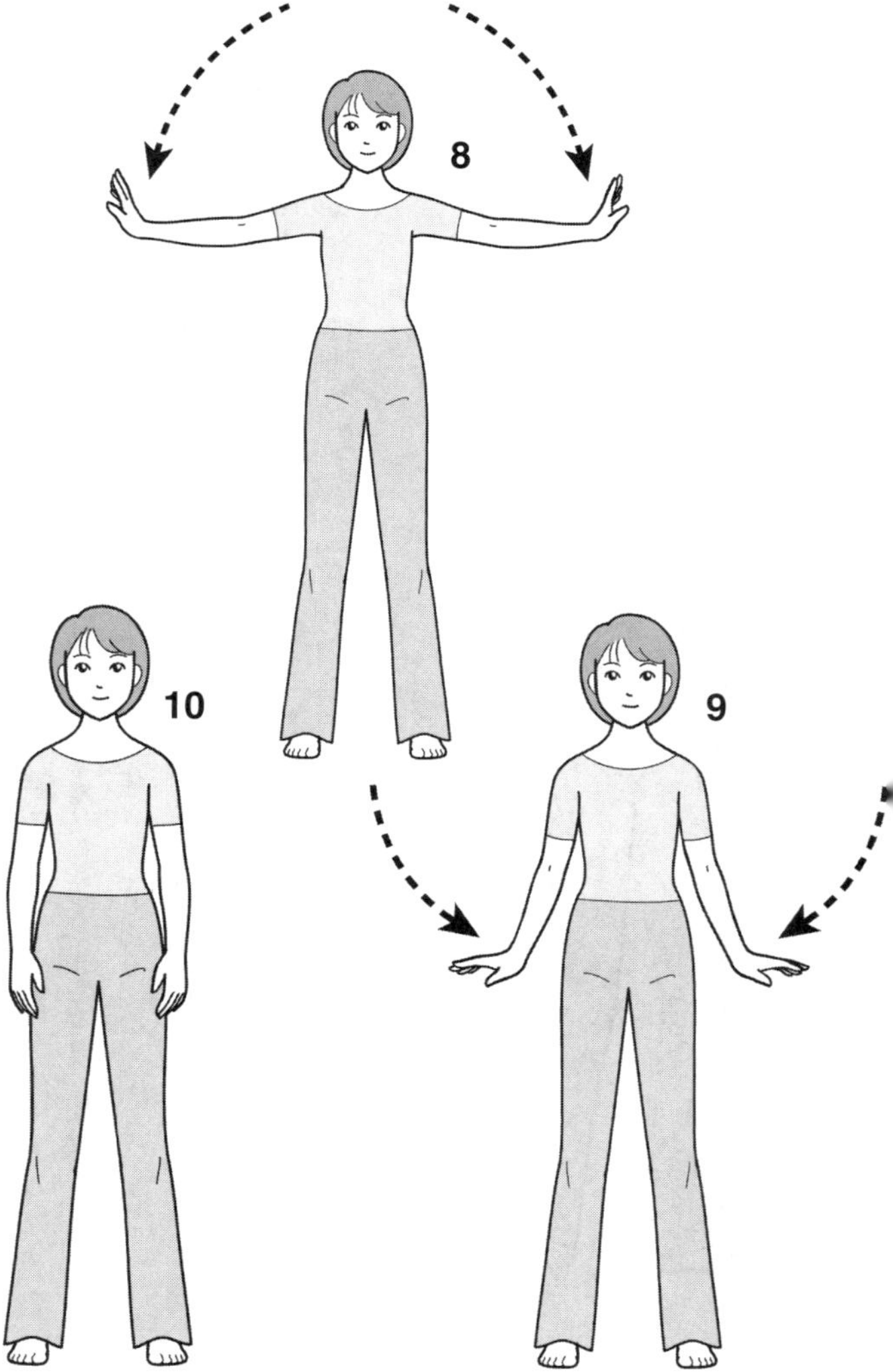
8
10
9

行雲【ぎょううん】

真っ白な「雲」が、大空を悠然と進んで「行く」イメージで行いましょう。どの動作にもいえることですが、〝行雲〟も無理をせず自分のできる範囲で行って、スムーズに呼吸がつながるようにすることが大切です。

また、呼吸と動作がバラバラにならないように注意しましょう。反動をつけて身体を動かしたりしないで、ゆったりした動作で行ってください。

疲れを取って全身に活力を与え、ストレスに負けない身体をつくります。さらに、バストアップ効果があるほか、ヒップや脚のラインも美しく整えてくれます。

1

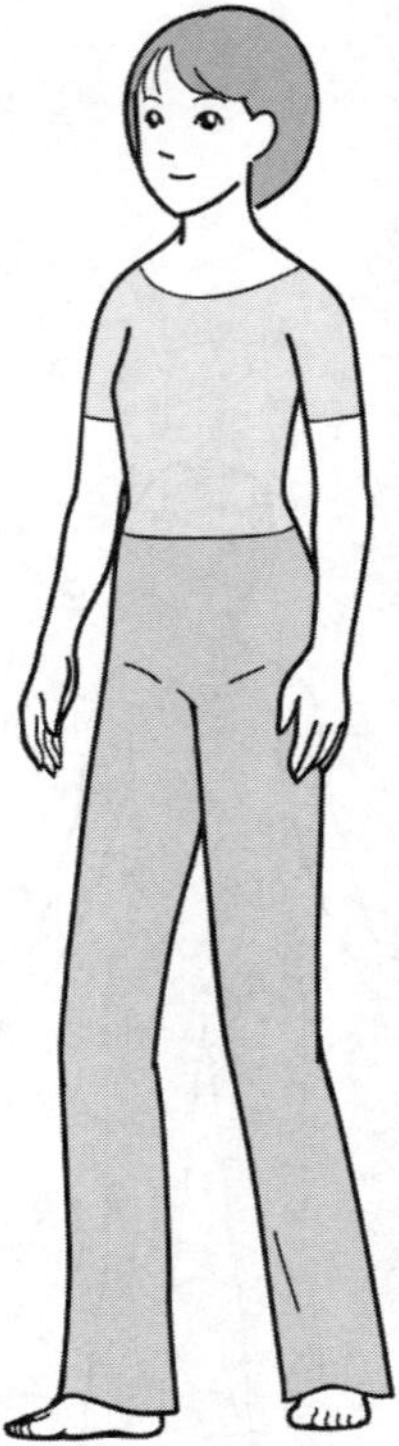

1 全身をリラックスさせて立ち、足は前後に、肩幅の広さに開く。
2 足芯呼吸で、鼻から息を吸いながら両手のひらを上に向け、胸の高さまでゆっくりと上げる。
3 頭頂まで息を吸い上げたら軽く息を止めて、丹田に下ろし、口から息を吐きながら前の足を大きく踏み出す。踏み出す足とともに、両手の甲を合わせた腕を前方に伸ばす。

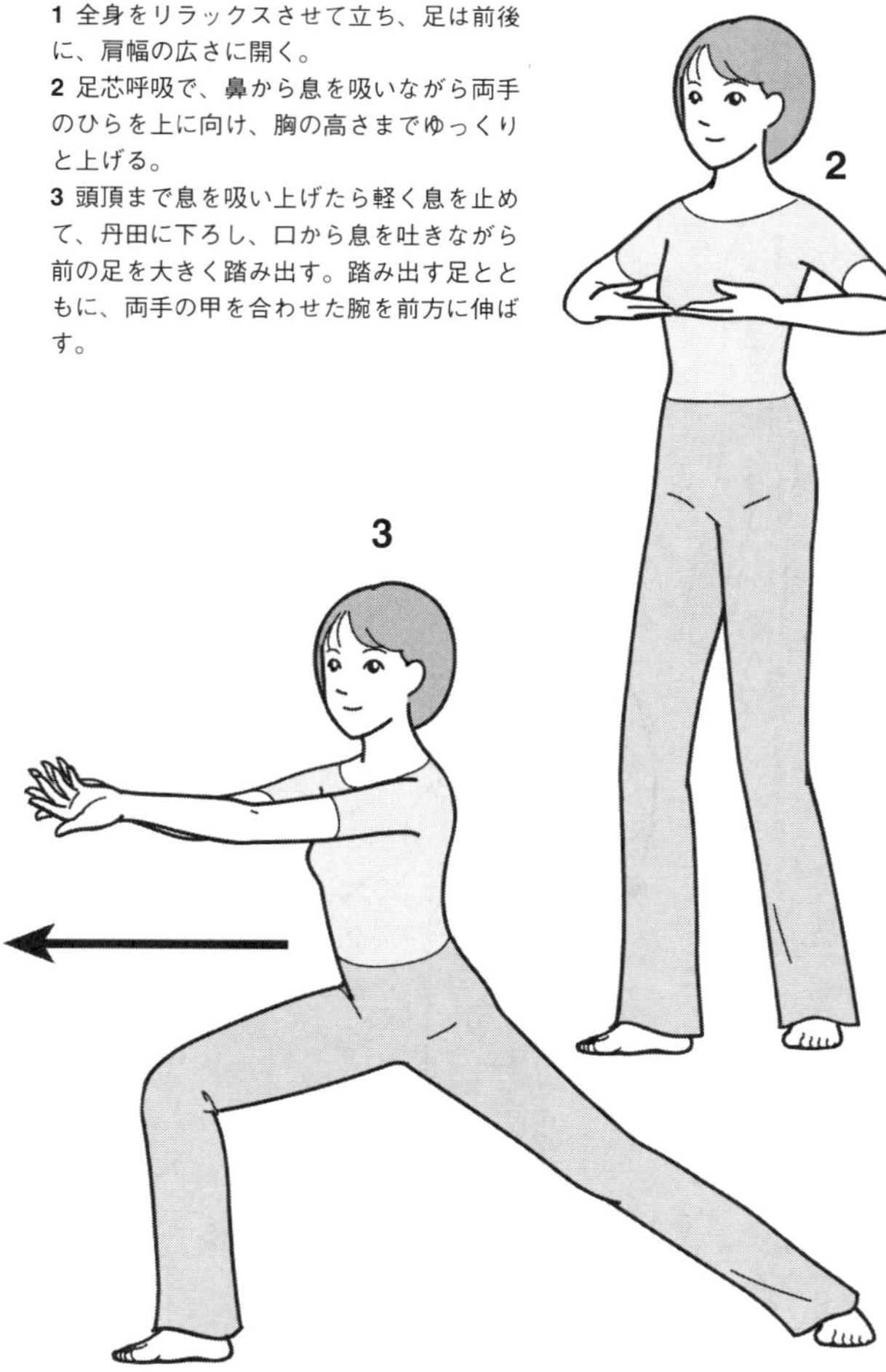

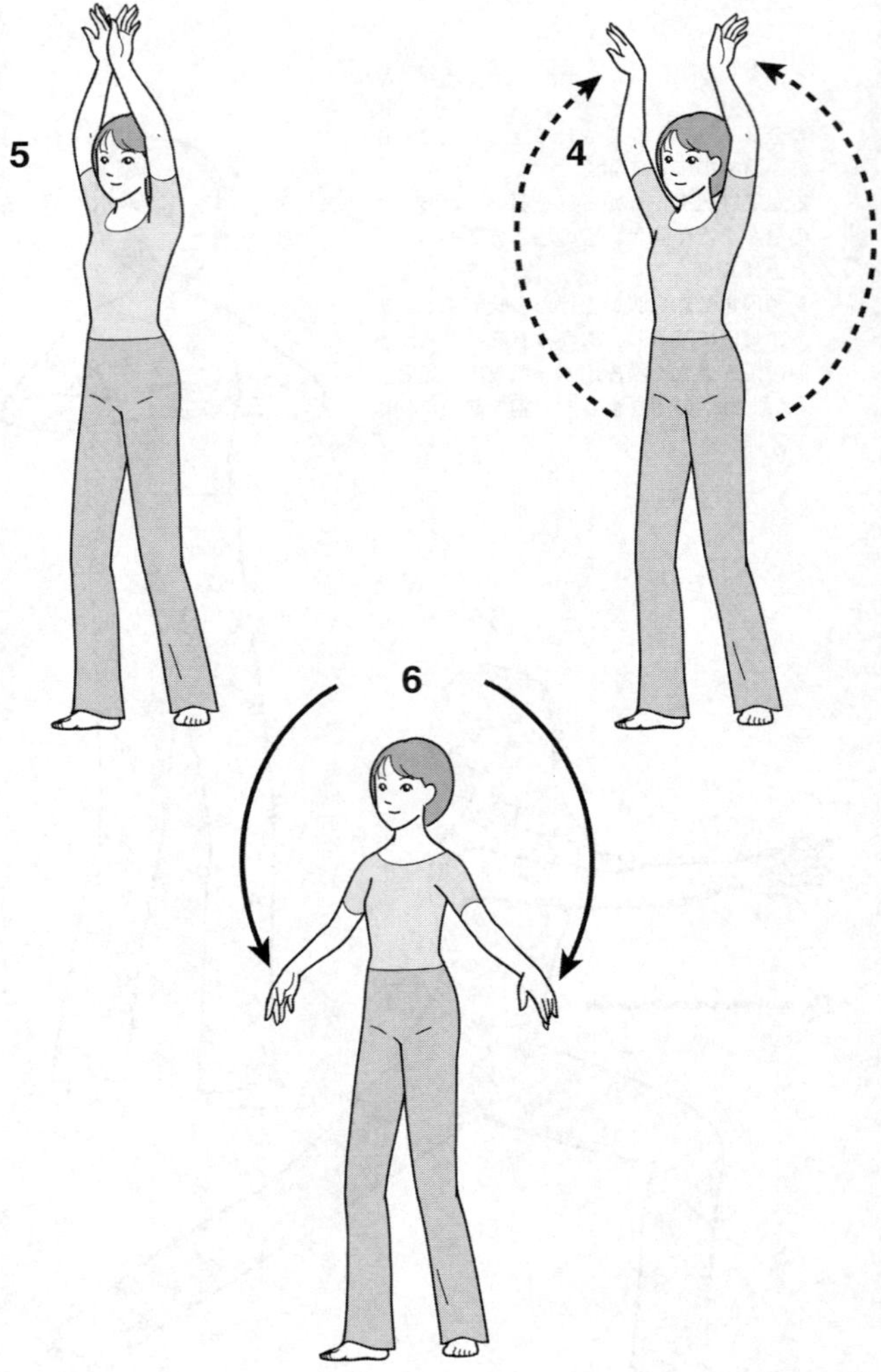5
4
6

4 踏み出した足をもとの位置に戻し、足芯呼吸で、鼻から息を吸いながら円を描くように両側から手を上げていく。
5 頭の上で両手の甲を合わせて、軽く息を止め、丹田に下ろす。
6 軽く息を止めたまま、頭上の両手は再び円を描くように下ろす。

7 下ろした手の甲を腰に添える。丹田に意識をおくことを忘れずに。
8 口から息を吐きながら上体をゆっくりと後ろに反らせ、柔らかく胸を開く。苦しくならない範囲で無理なくゆったりと行うのがポイント。

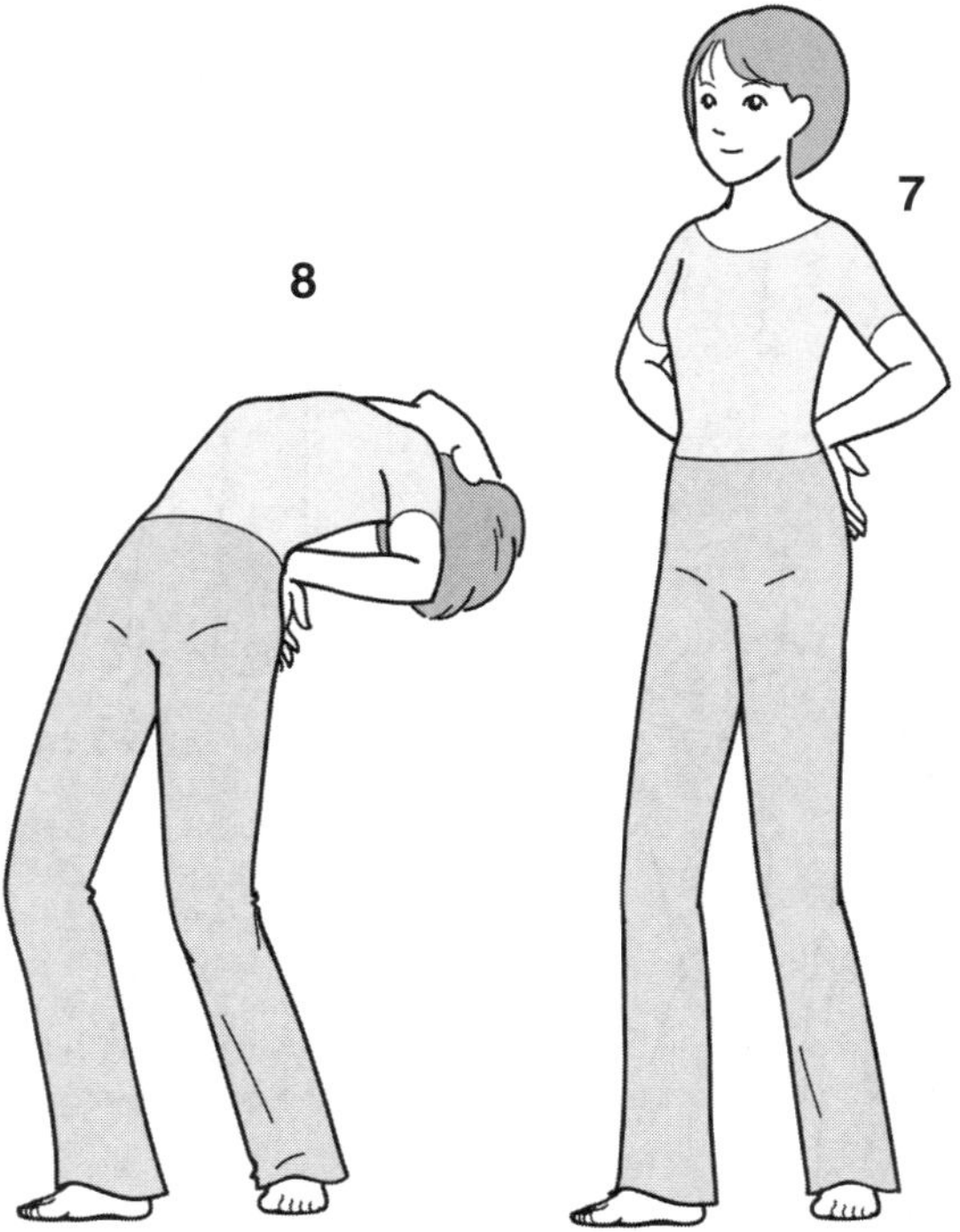

10

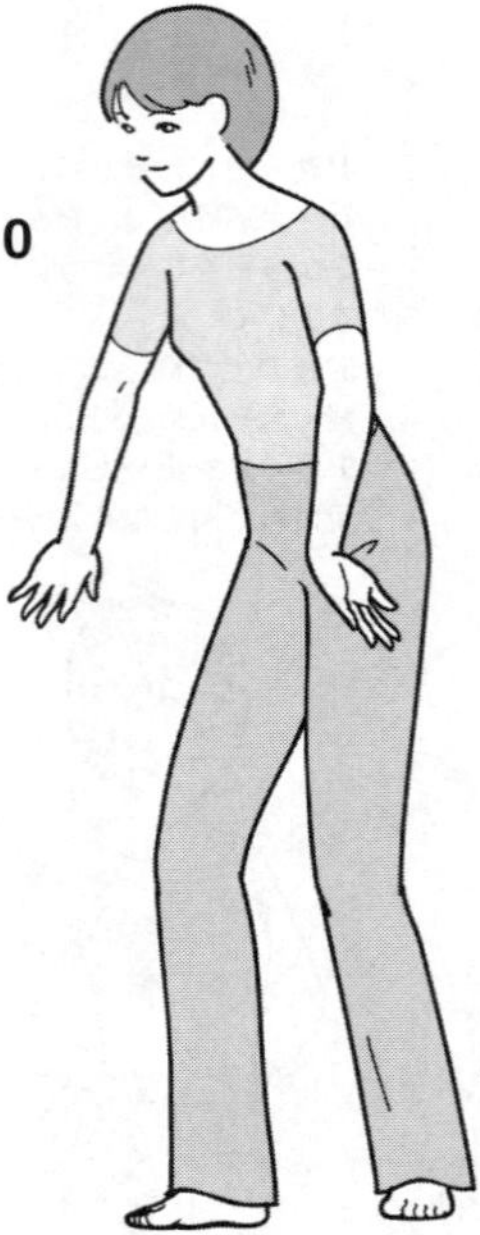

9

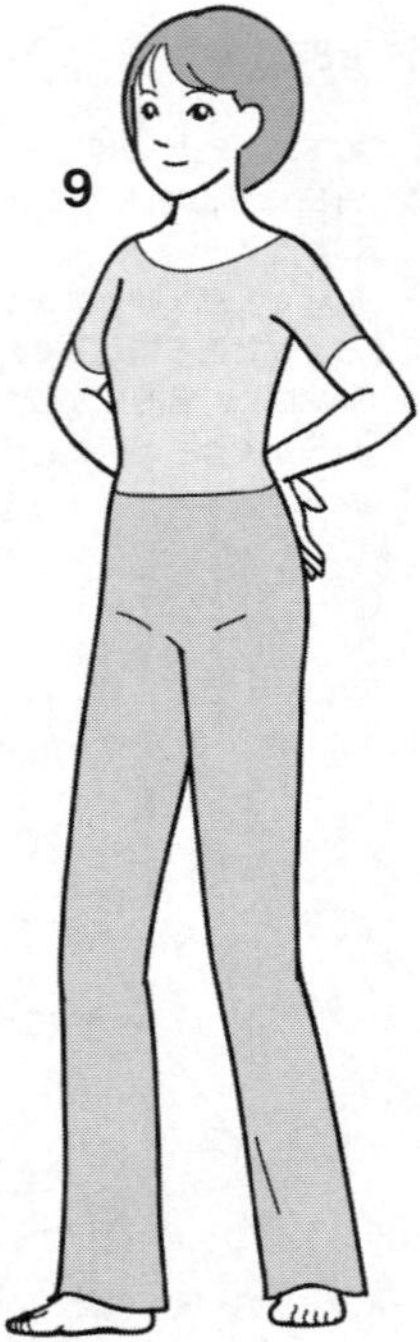

11

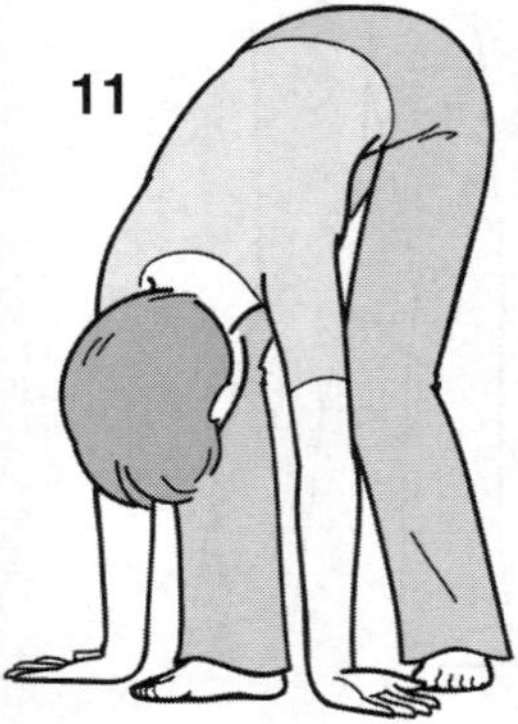

9 身体を起こして、足芯呼吸で鼻から息を吸う。
10 頭頂まで息を吸い上げたら軽く息を止めて、丹田に下ろし、口から息を吐きながら上体を前に倒す。
11 指先を外側に向け、息を吐きつづけながら手の甲を床につける。無理をせず、全身の力を緩めて吐くように。両足のかかとが浮かないように注意。

12 足芯呼吸で鼻から息を吸いながら身体を起こしていく。
13 両手のひらは胸まで上げる。頭頂まで息を吸い上げたら軽く息を止めて、丹田に下ろす。
14 ゆっくりと両手を下ろしながら、口から息を吐いていく。最初の姿勢に戻ったら、次は左右の足を入れかえて、同じ動作を行う。

12

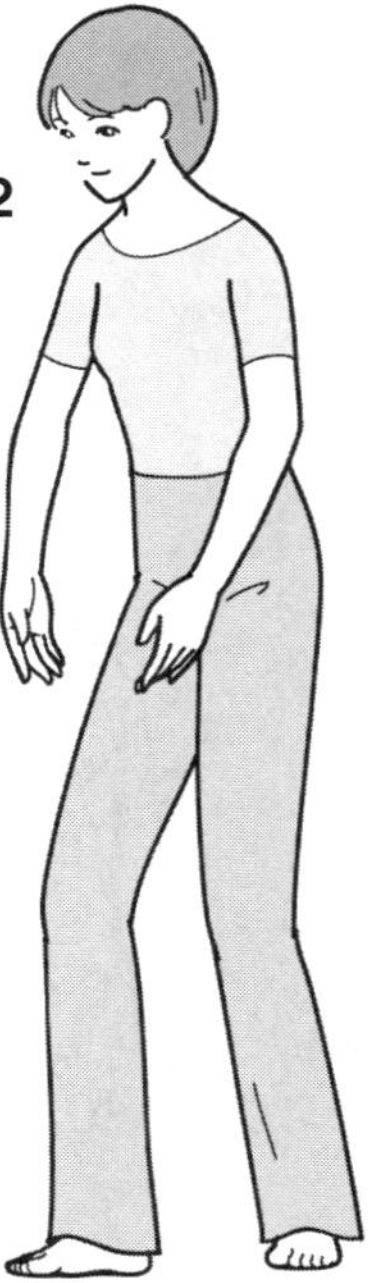

14

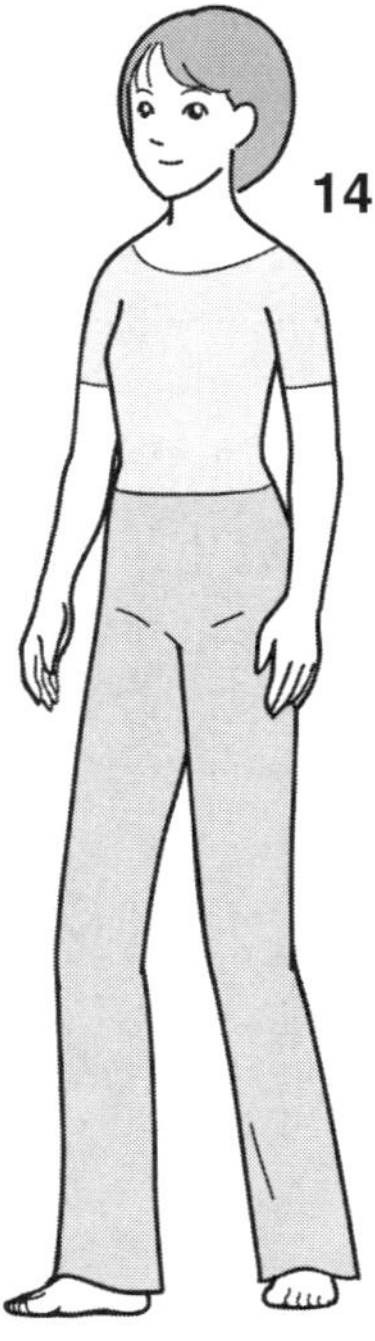

13

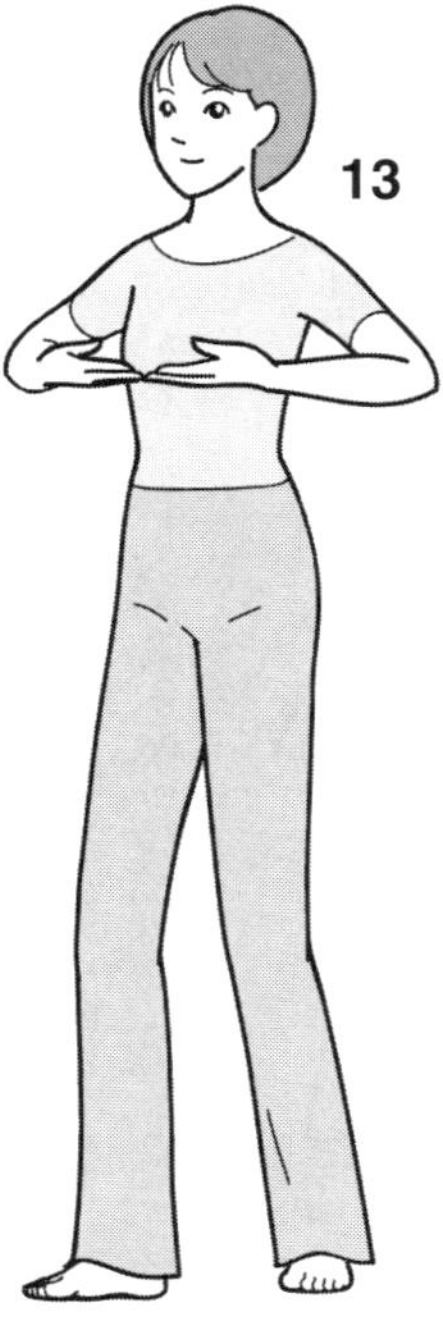

天翔【てんしょう】

翼をいっぱいに広げた白鳥が、「天」を翔けるイメージで行います。肩に力が入らないように気をつけて、のびやかに行ってください。

身体を充分に緩め、丹田に意識をおきながら行うのがポイント。上体を後ろに反らすときには、息を詰めないようにゆったりと吐きながら、柔らかく胸を開くように、無理なく行いましょう。反らせたところで、数秒静止できれば理想的です。

免疫力を高め、血行を促進し、全身に活力を与えます。腰痛、冷え性も改善し、美しい姿勢を保つことができます。

1

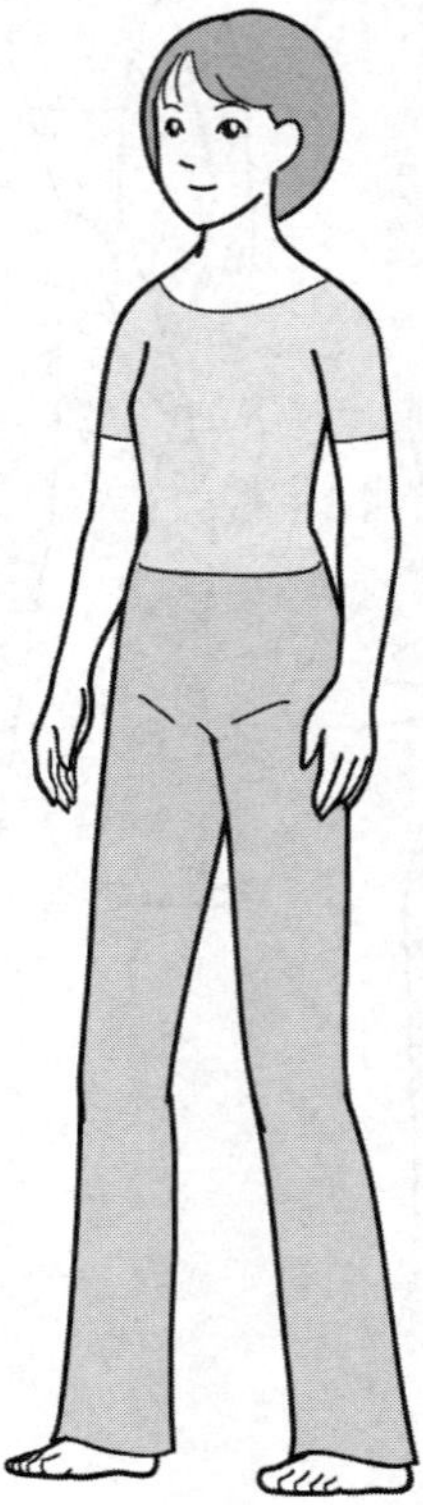

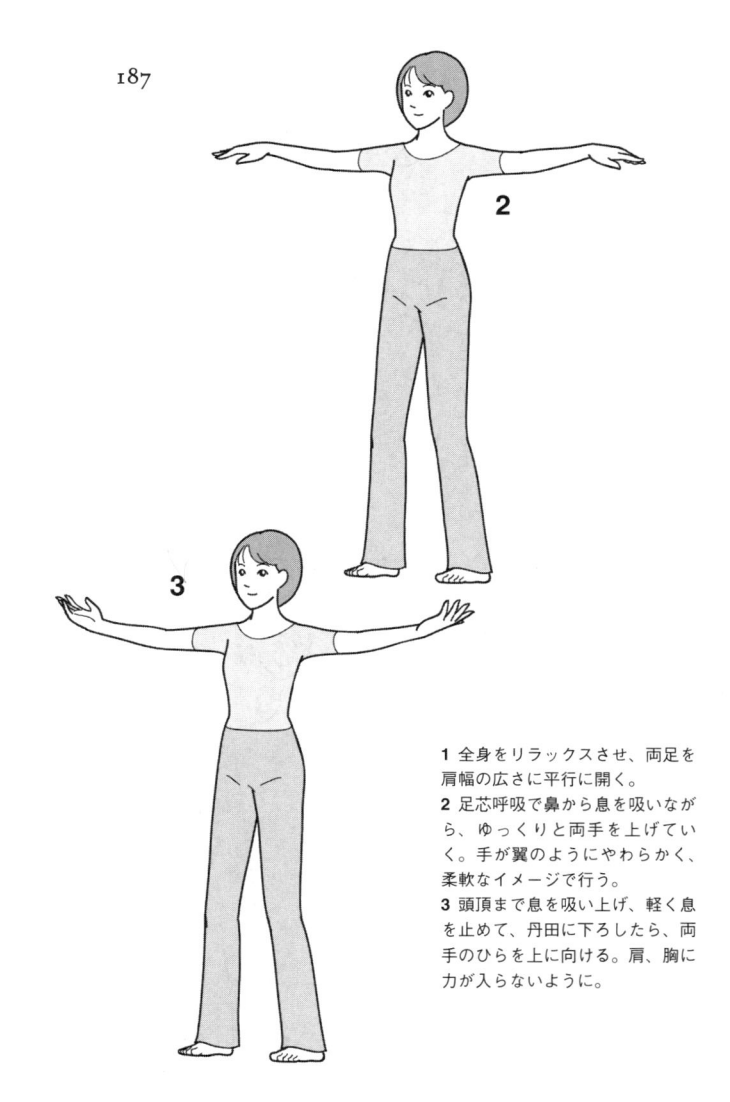

2

3

1 全身をリラックスさせ、両足を肩幅の広さに平行に開く。
2 足芯呼吸で鼻から息を吸いながら、ゆっくりと両手を上げていく。手が翼のようにやわらかく、柔軟なイメージで行う。
3 頭頂まで息を吸い上げ、軽く息を止めて、丹田に下ろしたら、両手のひらを上に向ける。肩、胸に力が入らないように。

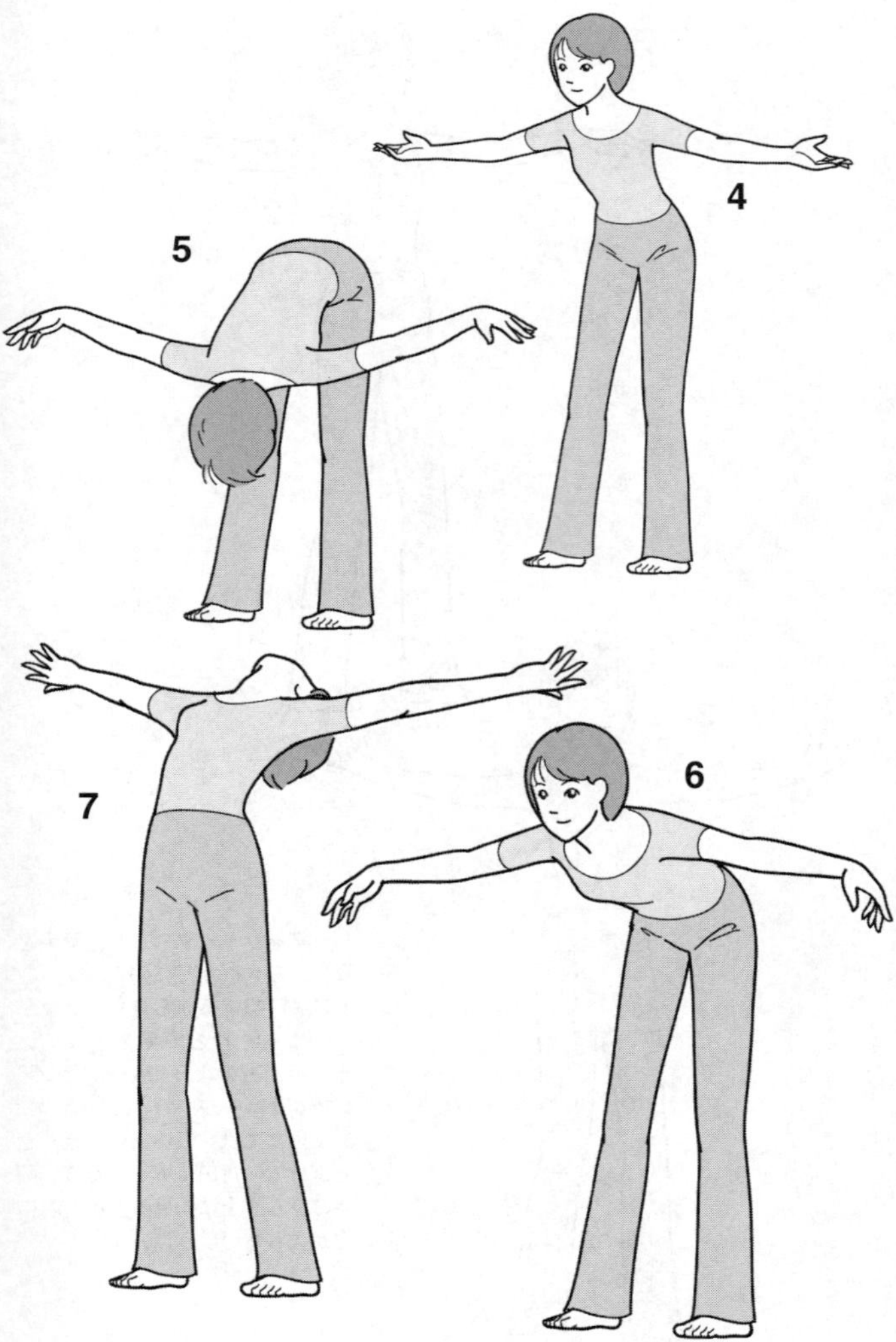

4
5
6
7

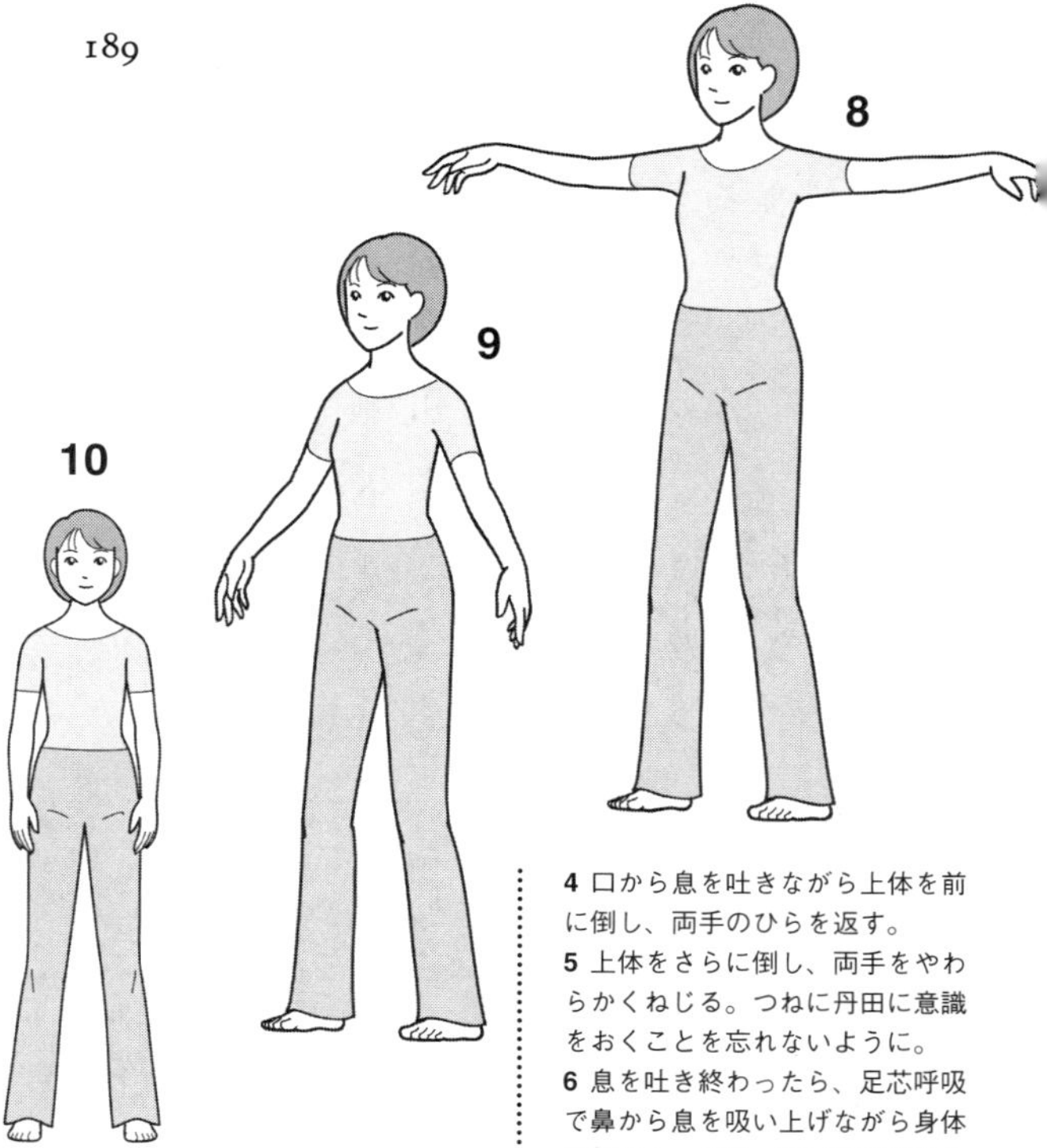

4 口から息を吐きながら上体を前に倒し、両手のひらを返す。
5 上体をさらに倒し、両手をやわらかくねじる。つねに丹田に意識をおくことを忘れないように。
6 息を吐き終わったら、足芯呼吸で鼻から息を吸い上げながら身体を起こし、ねじっていた両手も身体といっしょにもとに戻す。頭頂まで吸い上げたら軽く息を止めて、丹田に下ろす。
7 口から息を吐きながら、ゆったりと身体を後ろに反らせ、無理をせずに、柔らかく胸を開く。同時に両手もねじりながら斜め上方に広げる。

8 足芯呼吸で鼻から息を吸いながら上体を起こす。頭頂まで吸い上げたら軽く息を止めて、丹田に下ろす。
9 口から息を吐きながら、ゆっくりと両手を下ろしていく。
10 息を吐き終え、もとの姿勢に戻る。

蓮行【れんぎょう】

広々とした池の水面に、美しい蓮の花がいっせいに開花したような、明るい華やかなイメージで行います。

〝足芯呼吸〟で心地よく息を吸い上げ、気持ちを確実に丹田に下ろしてから、一方の膝を十分に曲げて、もう一方の足を

1

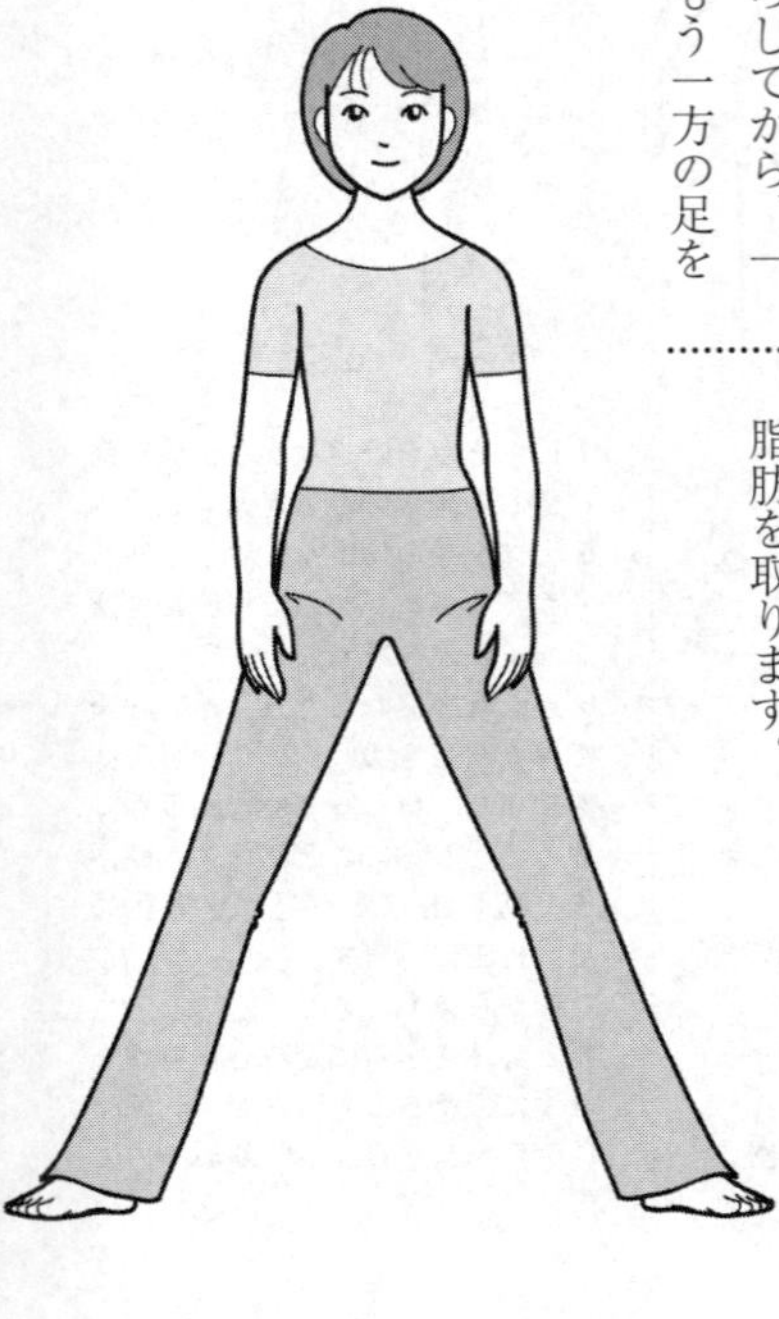

やわらかく伸ばすのがポイントです。そのとき、伸ばした足のかかとが床から浮かないように気をつけます。手の先や足の先に意識を持っていくようにすると、身体は柔軟になりスムーズに動けます。
ウエストを引き締め、太ももの無駄な脂肪を取ります。

2

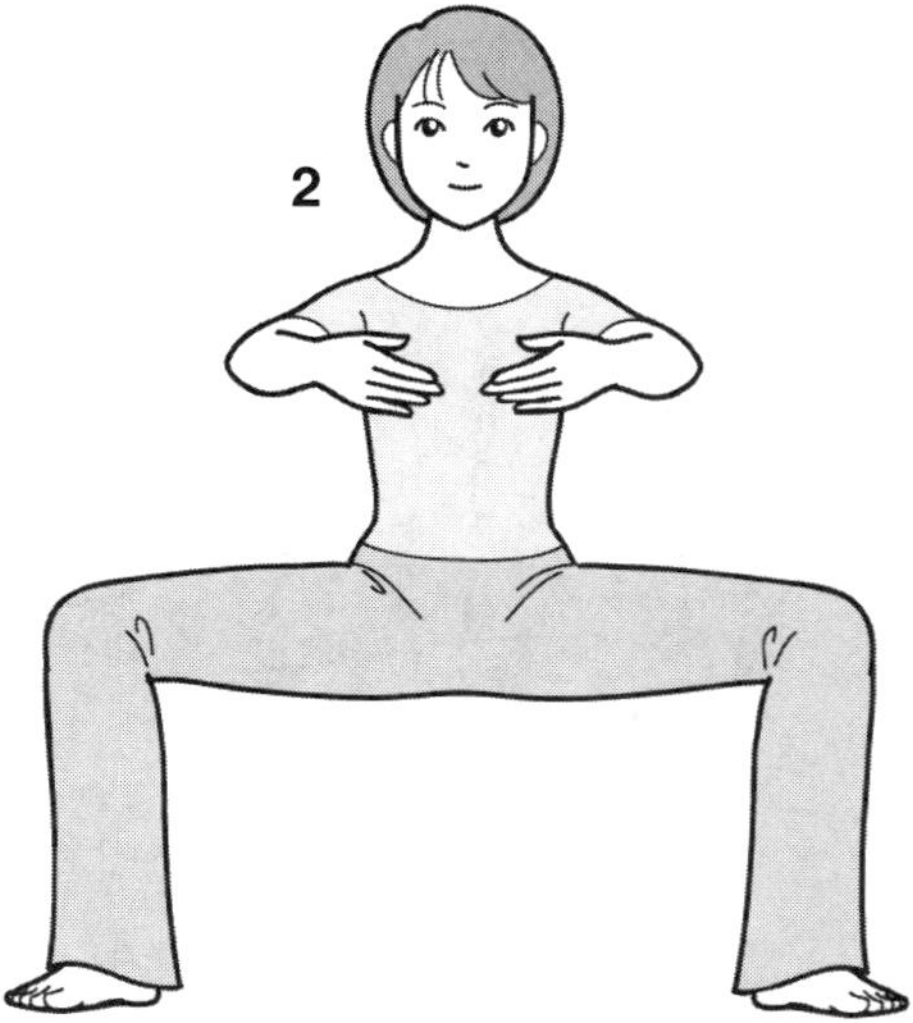

3

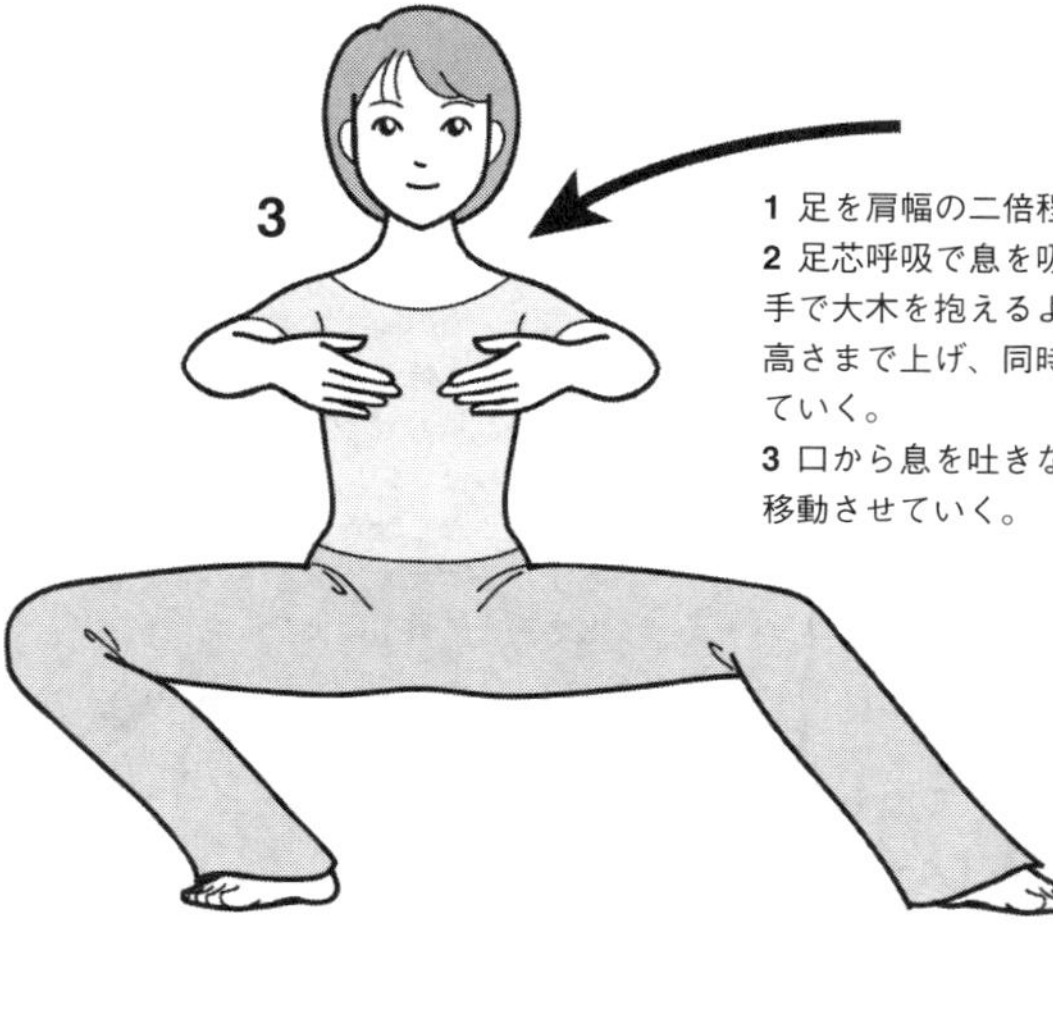

1 足を肩幅の二倍程度に開く。
2 足芯呼吸で息を吸いながら、両手で大木を抱えるようにして胸の高さまで上げ、同時に腰を落としていく。
3 口から息を吐きながら腰を右へ移動させていく。

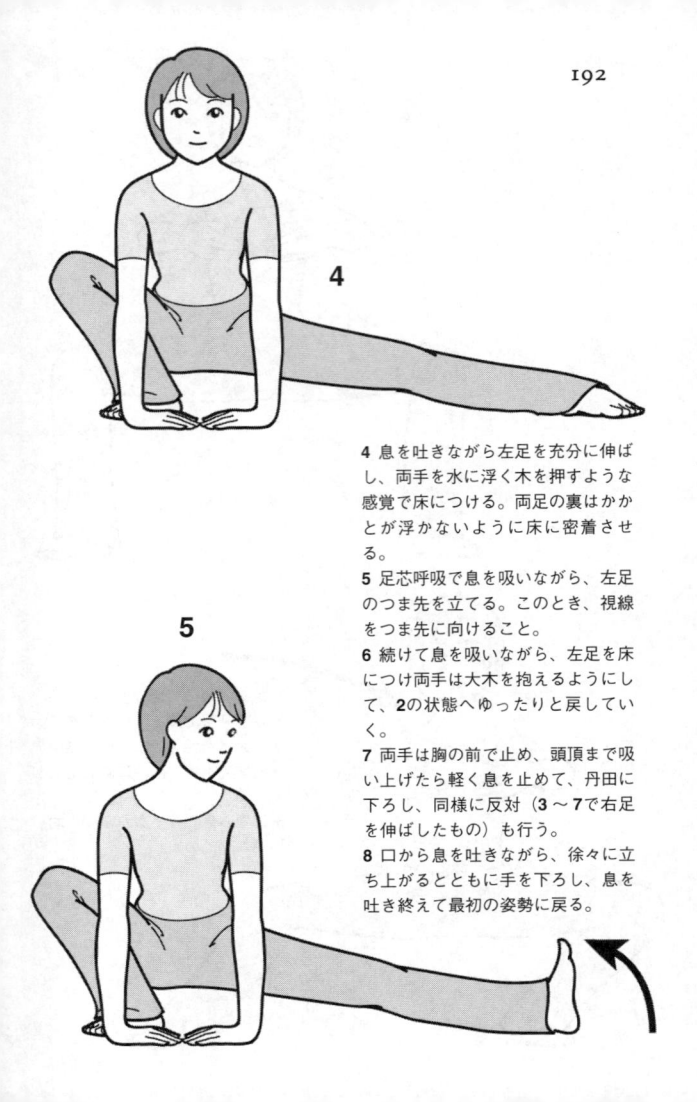

4

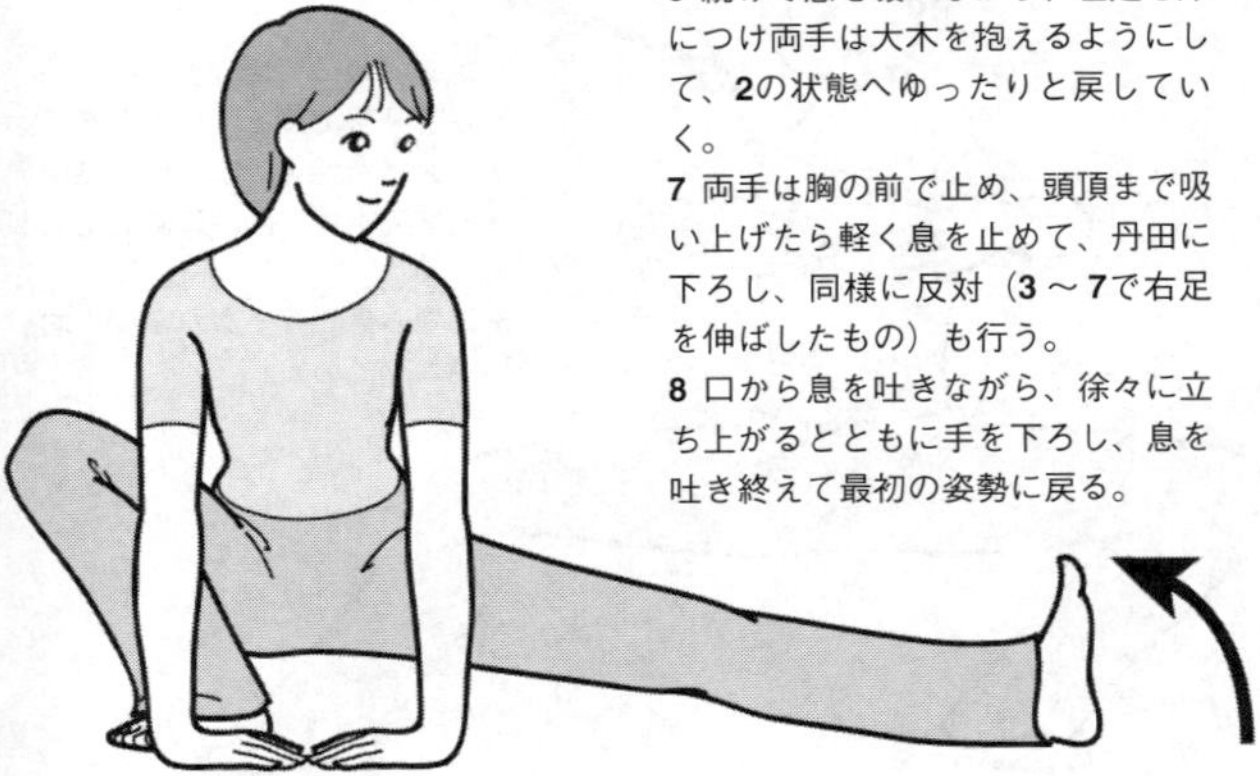
5

4 息を吐きながら左足を充分に伸ばし、両手を水に浮く木を押すような感覚で床につける。両足の裏はかかとが浮かないように床に密着させる。

5 足芯呼吸で息を吸いながら、左足のつま先を立てる。このとき、視線をつま先に向けること。

6 続けて息を吸いながら、左足を床につけ両手は大木を抱えるようにして、**2**の状態へゆったりと戻していく。

7 両手は胸の前で止め、頭頂まで吸い上げたら軽く息を止めて、丹田に下ろし、同様に反対（**3**～**7**で右足を伸ばしたもの）も行う。

8 口から息を吐きながら、徐々に立ち上がるとともに手を下ろし、息を吐き終えて最初の姿勢に戻る。

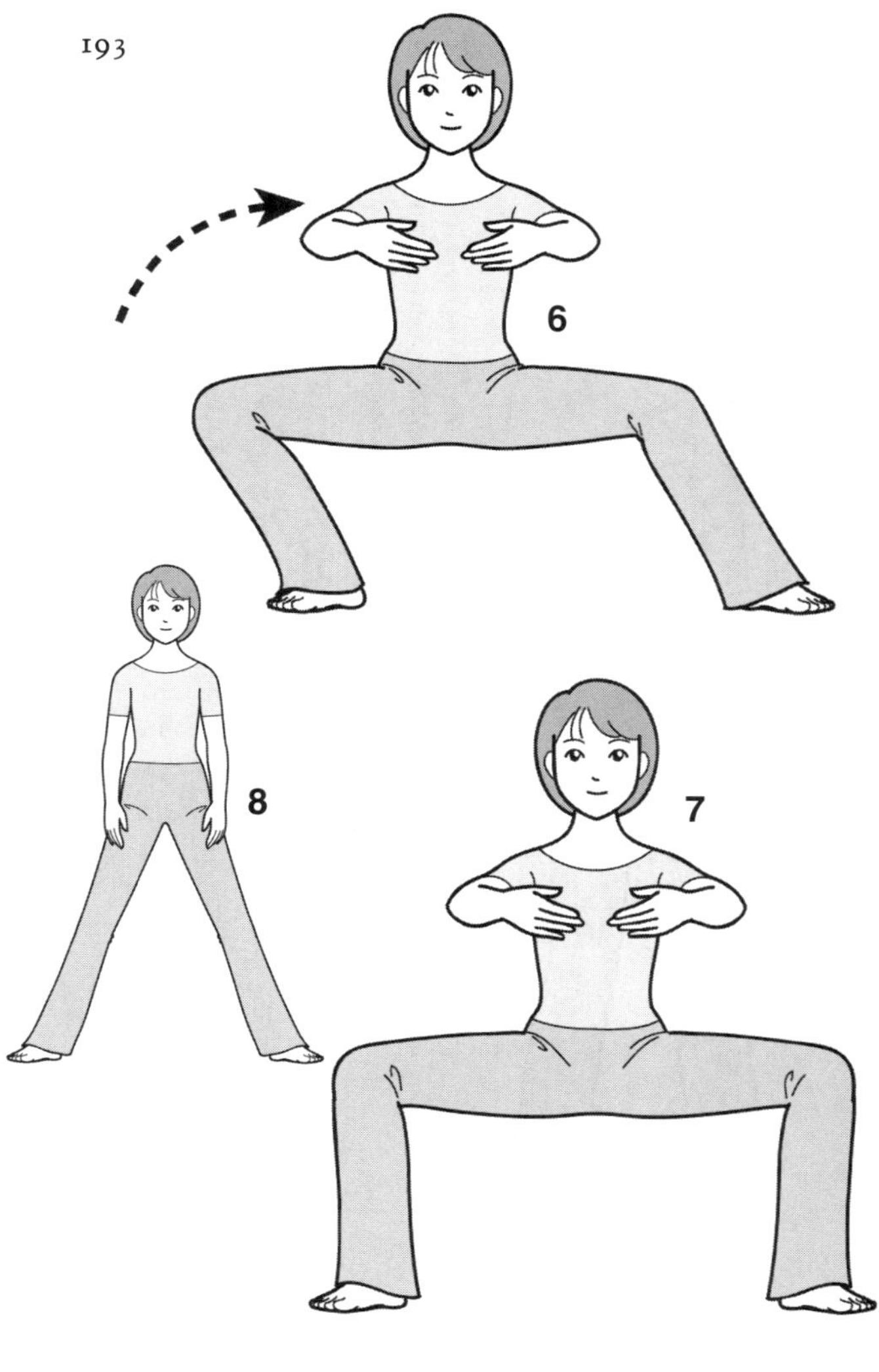
6
8
7

応涯【おうがい】

〝応涯〟と、これに続く〝応天〟〝応響〟〝応地〟は一連のもので、これらをまとめて〝応空〟といいます。応空とは「空《くう》」に「応じる」ように自在に身体を動かすという意味で、何に対しても自在に対処できるような身体をつくります。

〝応涯〟は、手が左右に限りなく遠くまで届くようなイメージでゆったり行い、手はつねに敏感で、空気の感触が感じられるように柔らかく行います。

単独で行うときは〝足芯呼吸〟で、ほかの呼吸法と組み合わせる場合には〝自然呼吸〟で行います。

肩こりに効果があります。

1

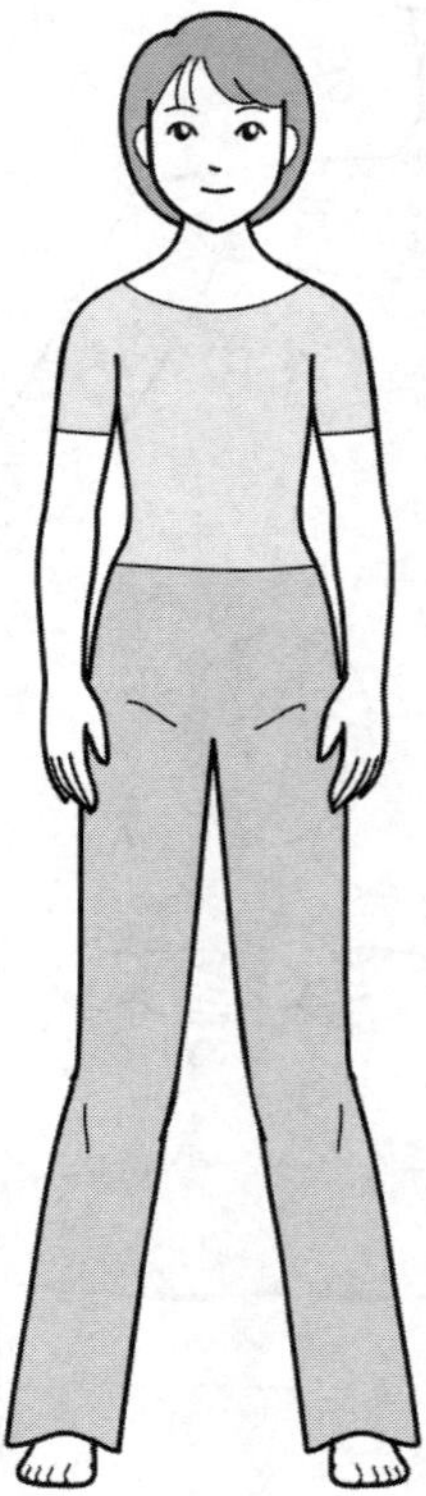

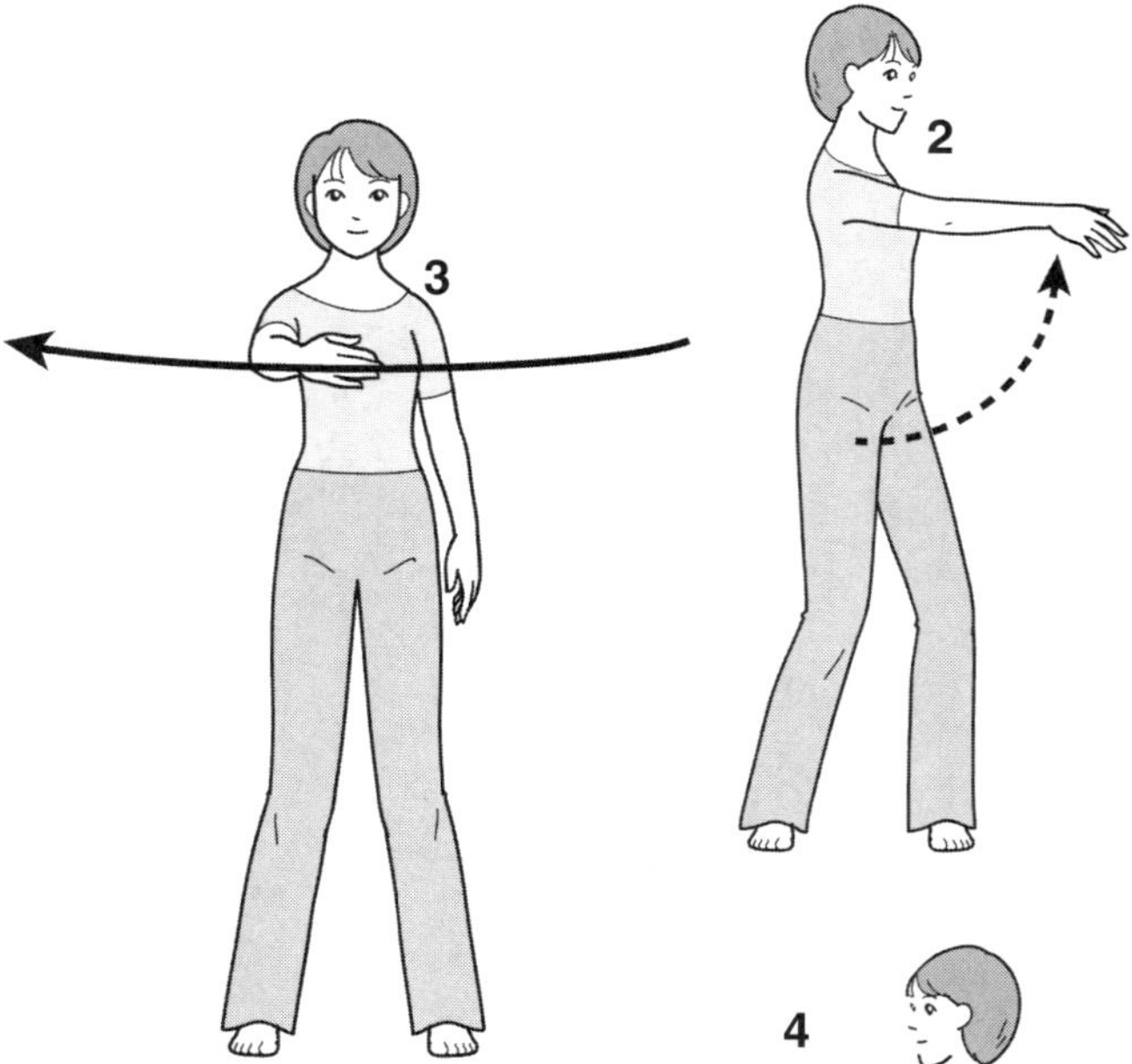

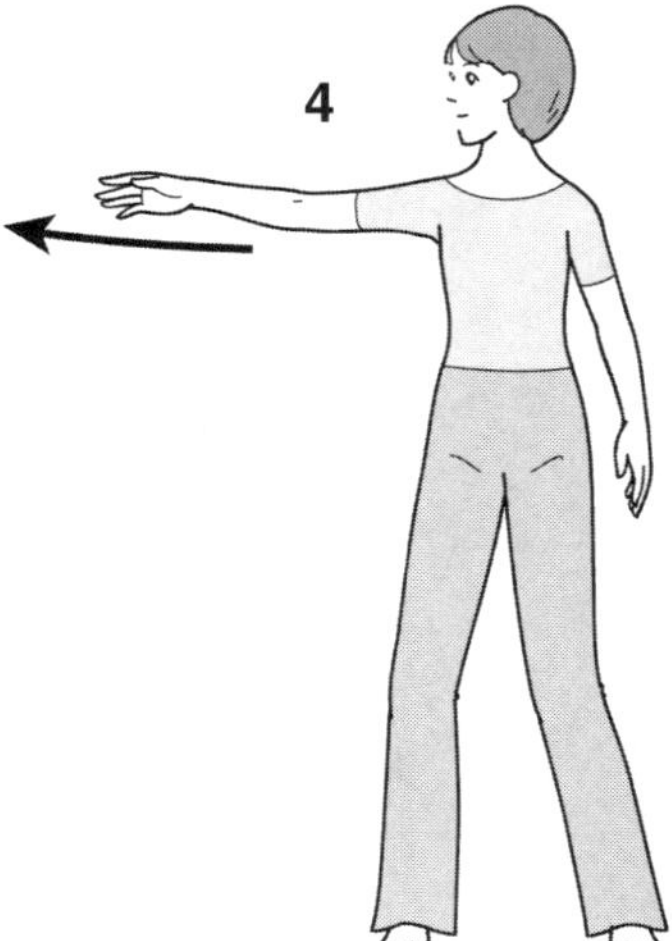

1 全身をリラックスさせて、両足を肩幅よりやや広めに平行に開く。
2、3、4 鼻から息を吸いながら身体をやや左にねじり、右手は身体の動きに従って、胸の高さにまで上げ、息をヒュッと吐きながら、腕を肩の高さで右に大きく振る。
このとき肩や腕に力が入らないように、手を真横に振りきる。
力の流れは丹田から背中、肩、肘、手首、指先へと向かう。

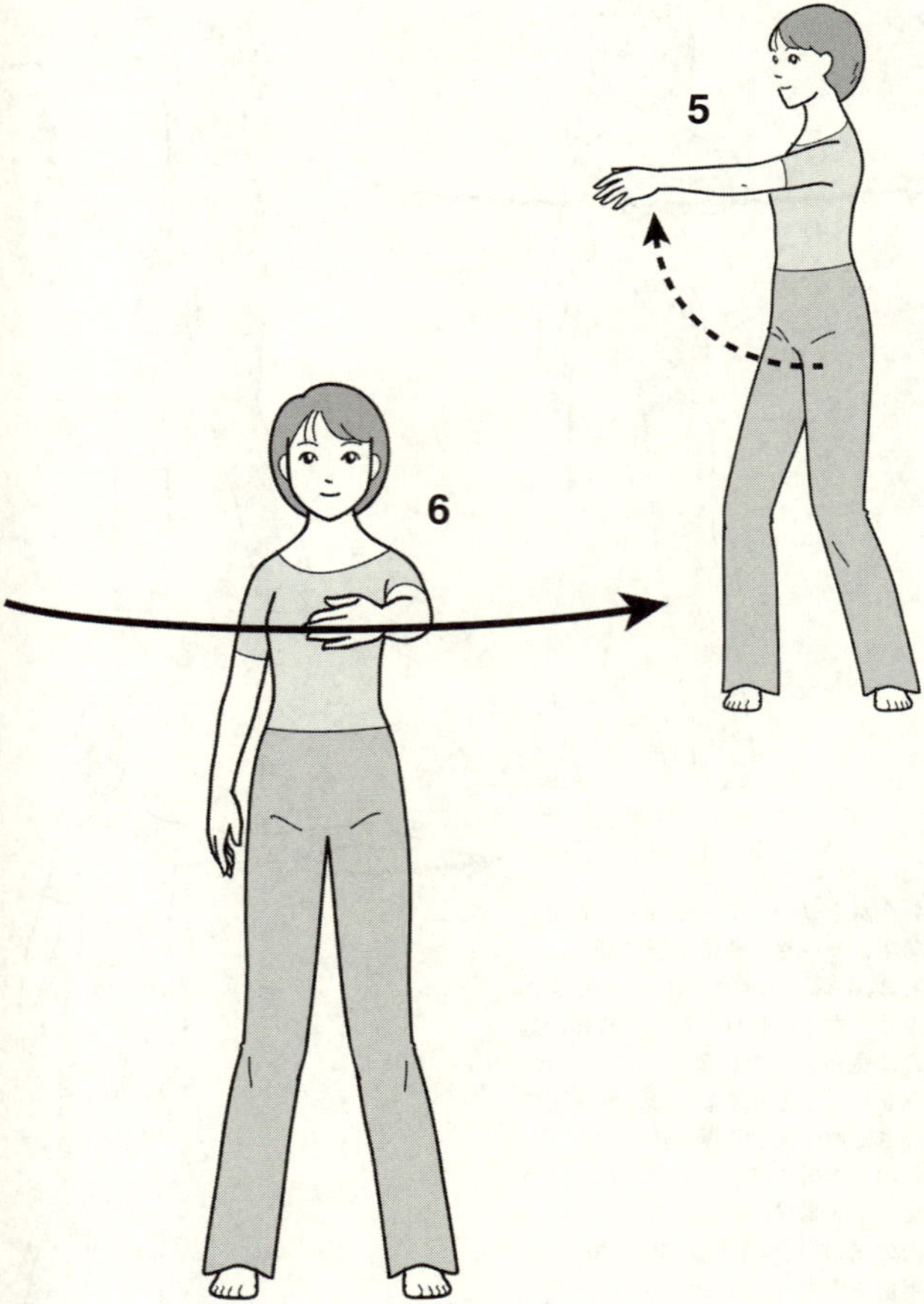
5
6

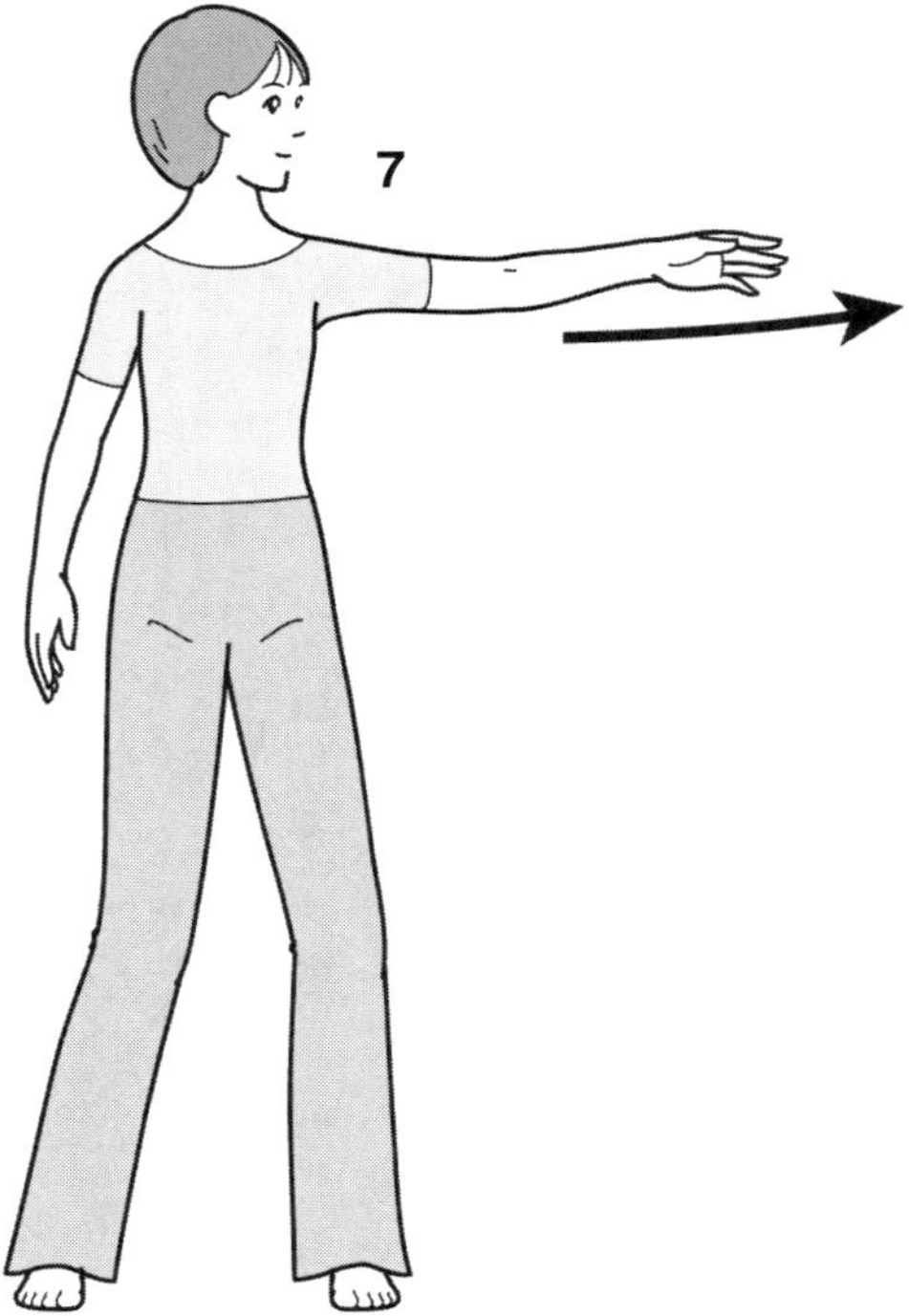

5、6、7 自然に右手を下ろし、続いて反対も同様に、鼻から息を吸いながら身体をやや右にねじり、左手は身体の動きに従って、胸の高さにまで上げ、息をヒュッと吐きながら、腕を肩の高さで左に大きく振る。このときの視線は指先に向ける。
このとき後ろに流れないように注意し、真横に振りきった左手は自然に下ろす。
この動作を左右約20回ずつ行う。

応天【おうてん】

〝応天〟も、〝応空〟の一連の動作のひとつ。「天」に向けて、腕をのびのびと振り上げるイメージで行います。

足はしっかりと「地」につけて、身体を柔軟にしながら、エネルギーが「地」から「天」に巡るような気持ちで行いましょう。

単独で行うときは〝足芯呼吸〟で、ほかの呼吸法と組み合わせる場合には〝自然呼吸〟で行います。

全身の血行がよくなって、冷え性に効果があります。

1

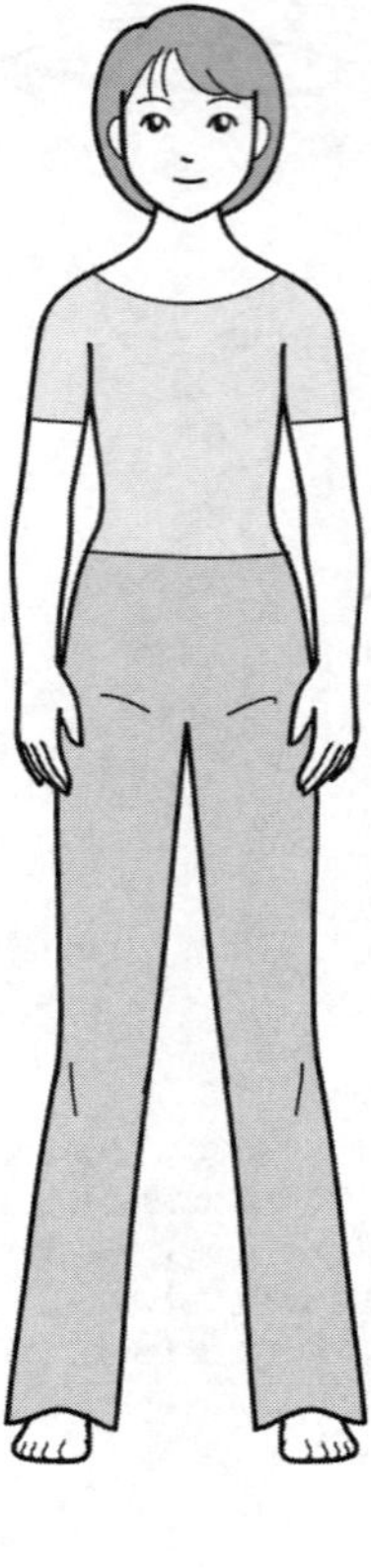

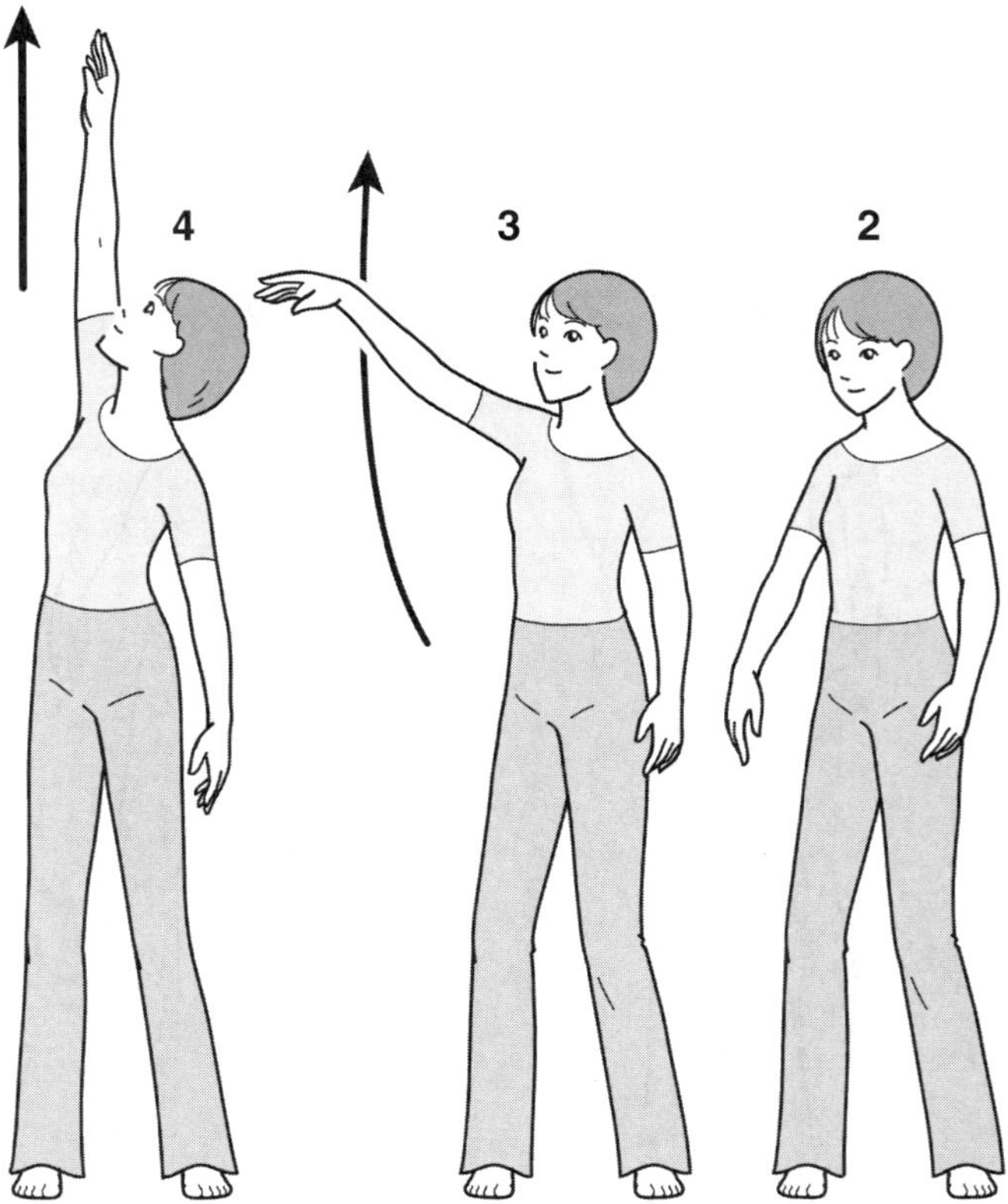

1 全身をリラックスさせて、両足を肩幅の広さに平行に開く。
2、3、4 鼻から息を吸いながら膝を緩め、身体をやや右斜めにねじり、口から息をヒュッと吐きながら、右手を身体の正中線（軸）にそって真上に振り上げる。
このときの視線は指先に向ける。

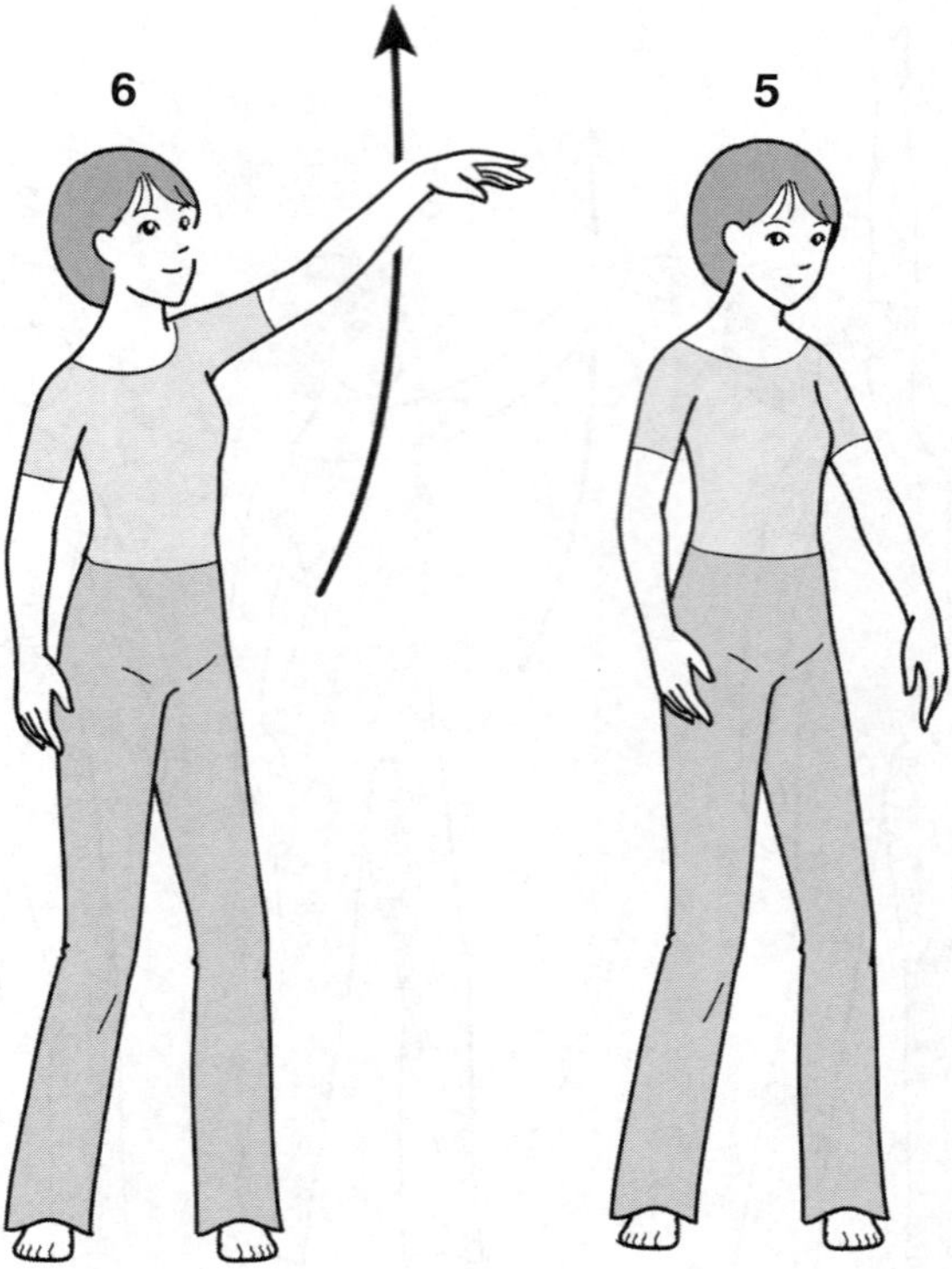

5、6、7 膝を緩めて自然に右手を下ろし、続いて反対も同様に、鼻から息を吸いながら身体をやや左斜めにねじり、口から息をヒュッと吐きながら、左手を身体の正中線（軸）にそって真上に振り上げる。膝を緩めて自然に左手を下ろす。
この動作を左右約20回ずつ行う。

7

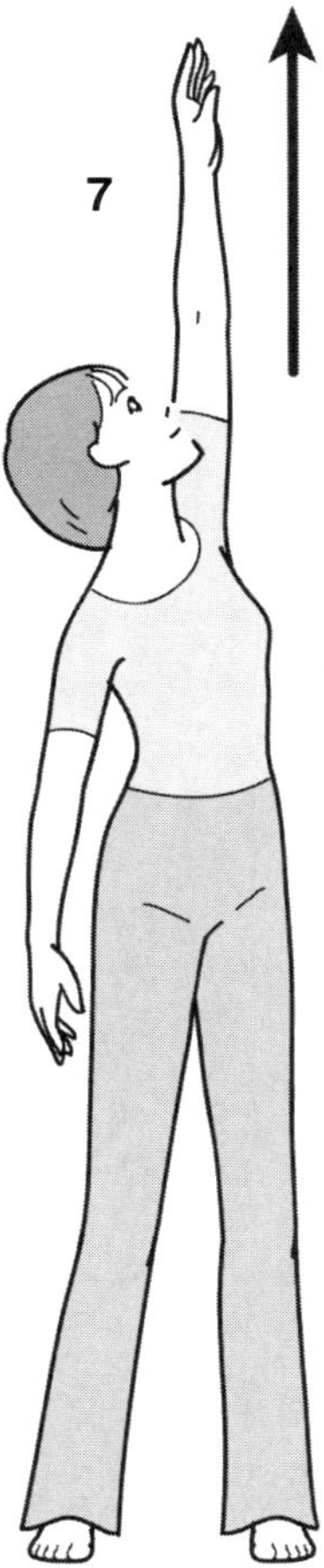

応響

【おうきょう】

〝応涯〟〝応天〟〝応地〟とともに〝応空〟に属する動作です。

〝応響〟は、振り向いて後方に手を振り、その手から発した空気の波が、果てしなく遠くまで響いていくようなイメージで行いましょう。振り向いたときには、肩に力が入らないように気をつけます。肩で振り向こうとせずに、おへそで振り向くような気持ちで行うとよいでしょう。

単独で行うときは〝足芯呼吸〟で、ほかの呼吸法を組み合わせる場合には〝自然呼吸〟で行います。

腰痛に効果があります。

1

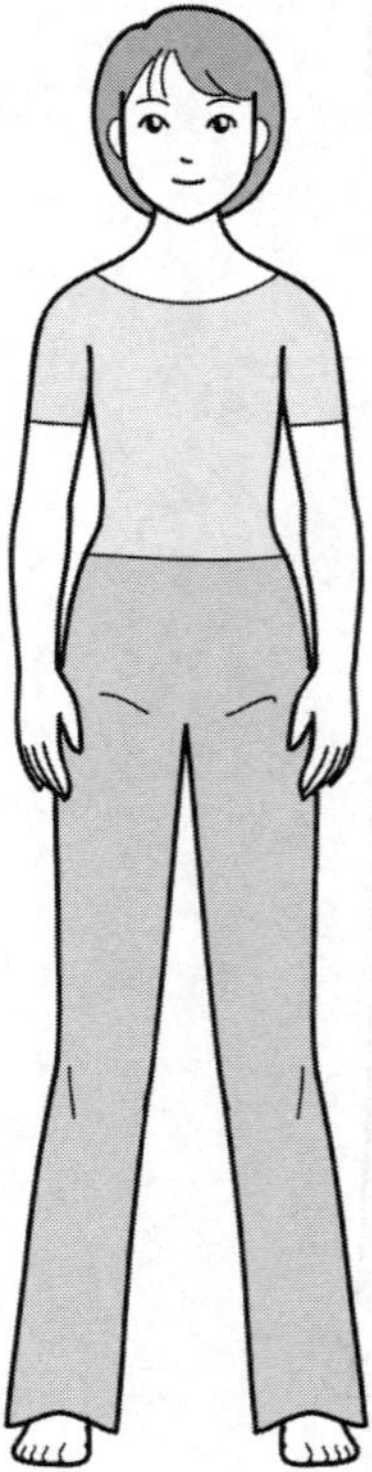

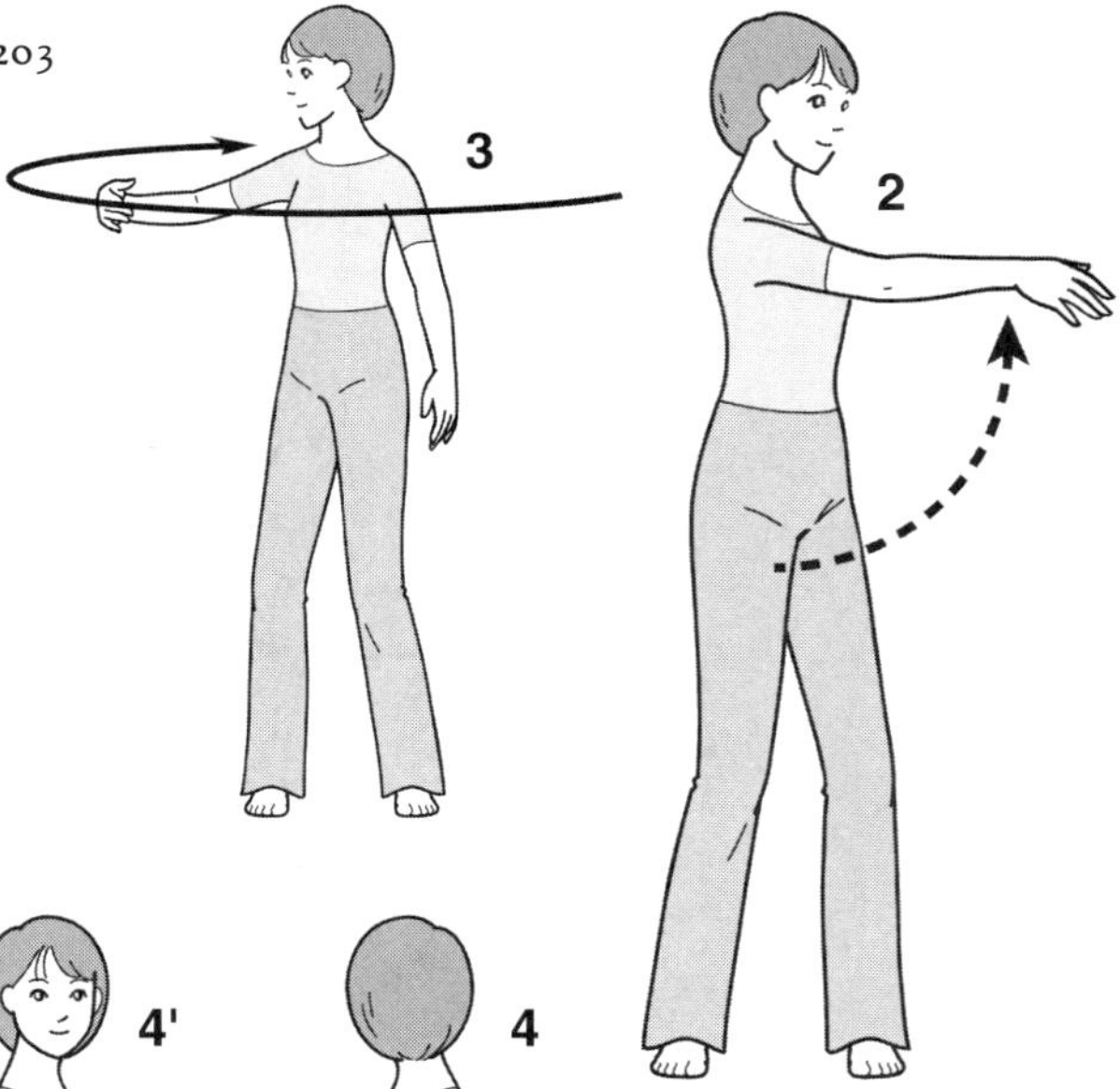

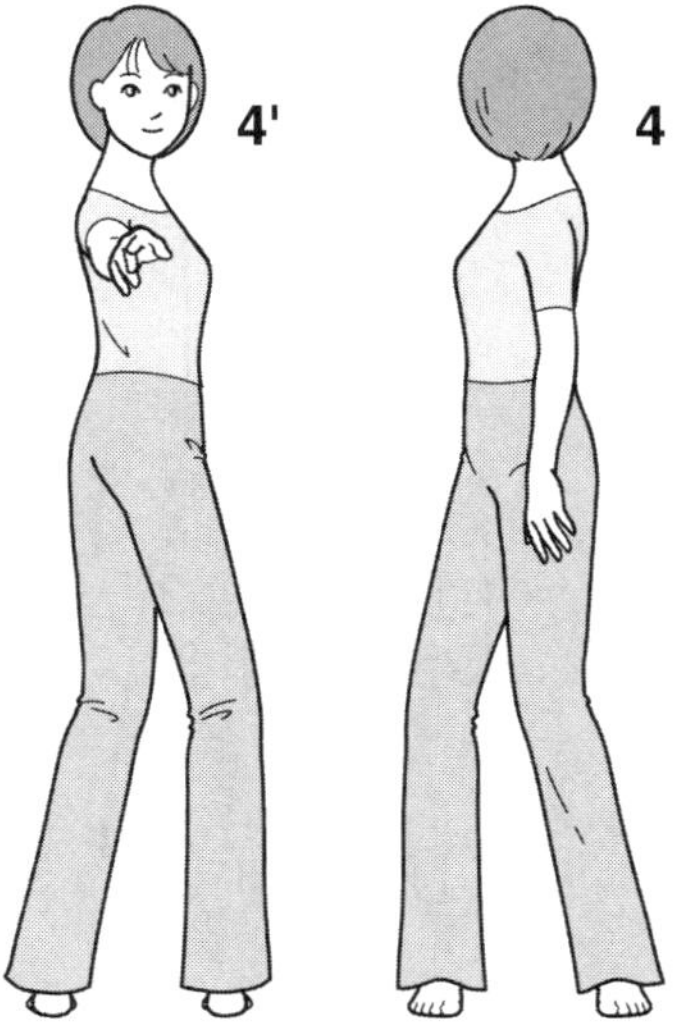

1 全身をリラックスさせて、両足を肩幅の広さに平行に開く。

2、3、4 鼻から息を吸いながら、身体をやや左にねじり、右手は身体の動きに従って、胸の高さにまで上げ、口から息をヒュッと吐きながら、腕を肩の高さで水平に後方へ振る。自分の真後ろまで右手を振りきる。このときの視線は指先に向ける。

4' **4**を反対側から見たもの。

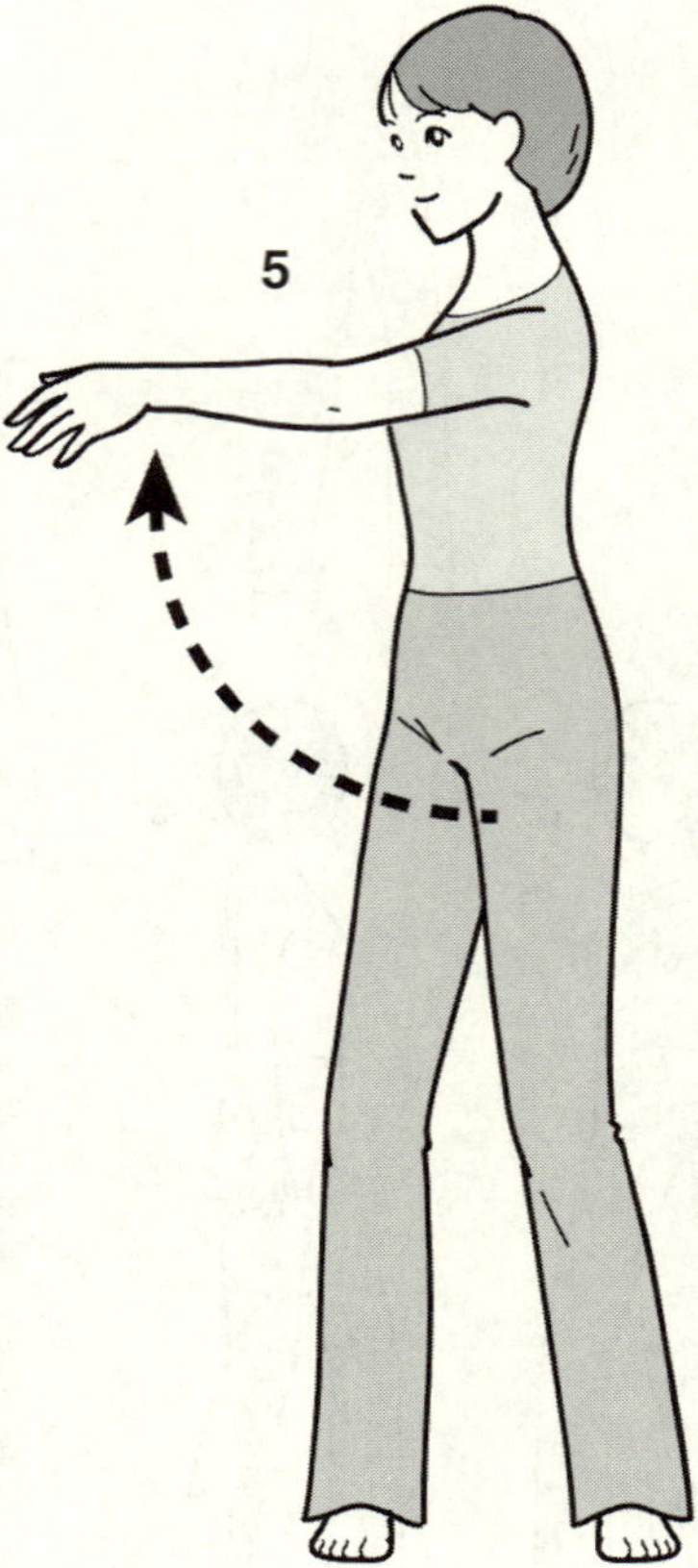

5、6、7 自然に右手を下ろし、続いて反対も同様に、鼻から息を吸いながら、身体をやや右にねじり、左手は身体の動きに従って、胸の高さにまで上げ、口から息をヒュッと吐きながら、腕を肩の高さで水平に後方へ振る。自分の真後ろまで左手を振りきり、自然に左手を下ろす。この動作を左右約20回ずつ行う。

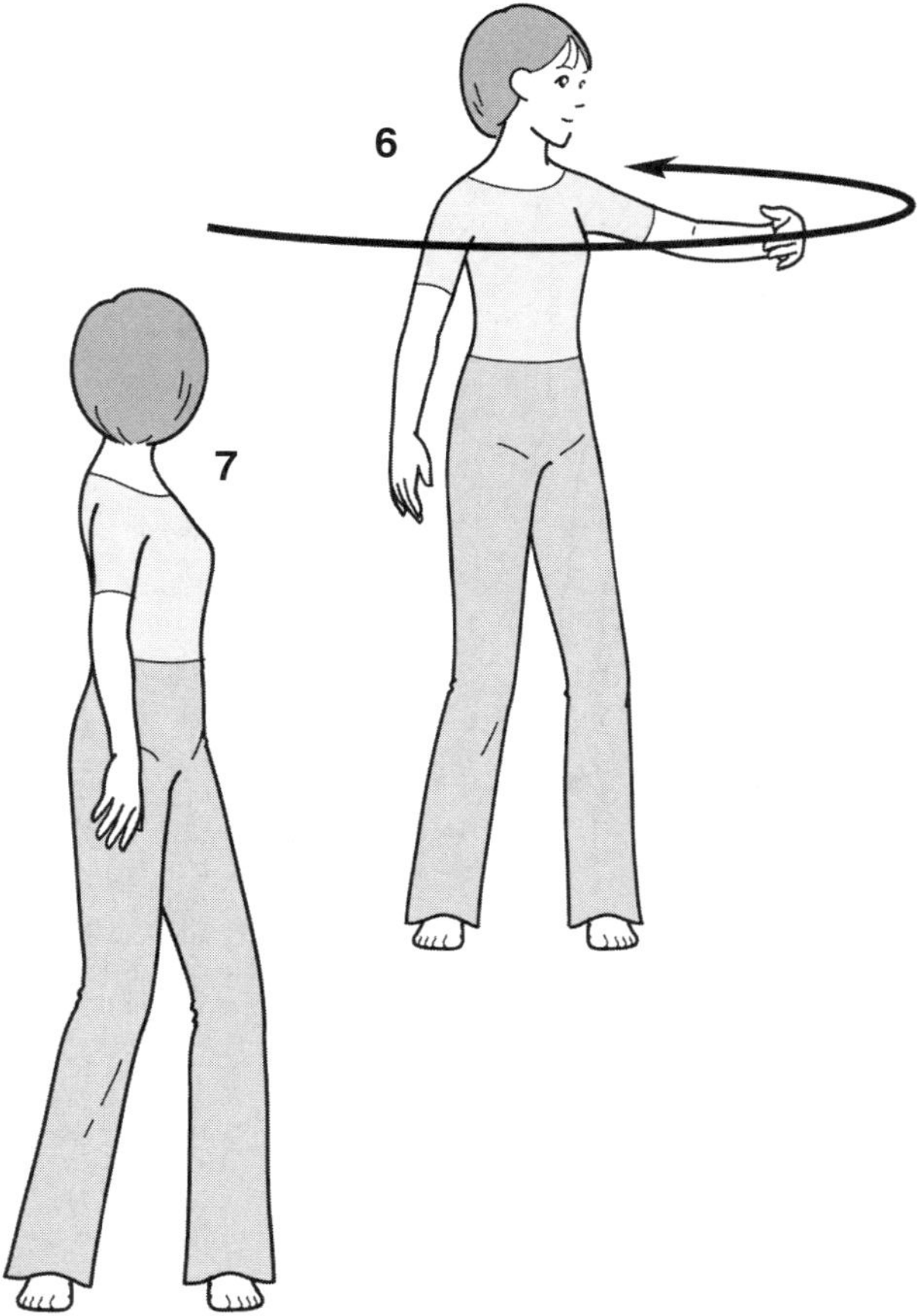
6
7

応地【おうち】

〝応地〟も、〝応涯〟〝応天〟〝応響〟と同様に、〝応空〟に属する動作です。

振り上げた手を身体の軸に沿ってまっすぐに振り下ろしたときに、エネルギーが「天」から「地」に自然に流れていくようなイメージで行いましょう。このとき、上半身が前かがみになったり、腕や肩に力が入らないように気をつけます。

単独で行うときは〝足芯呼吸〟で、ほかの呼吸法を組み合わせる場合には〝自然呼吸〟で行います。

〝応地〟を行うと、疲れが取れて全身に活力がみなぎってきます。

1

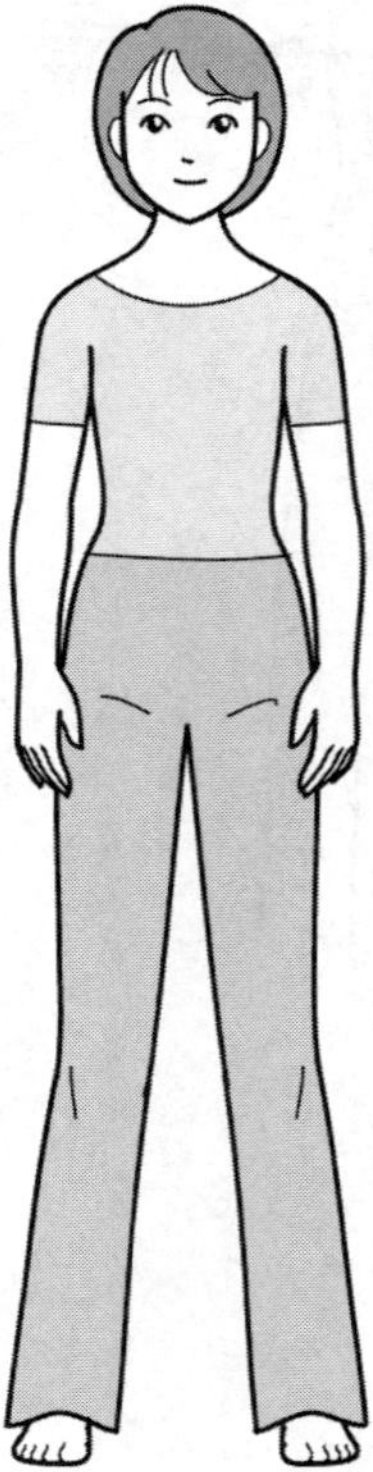

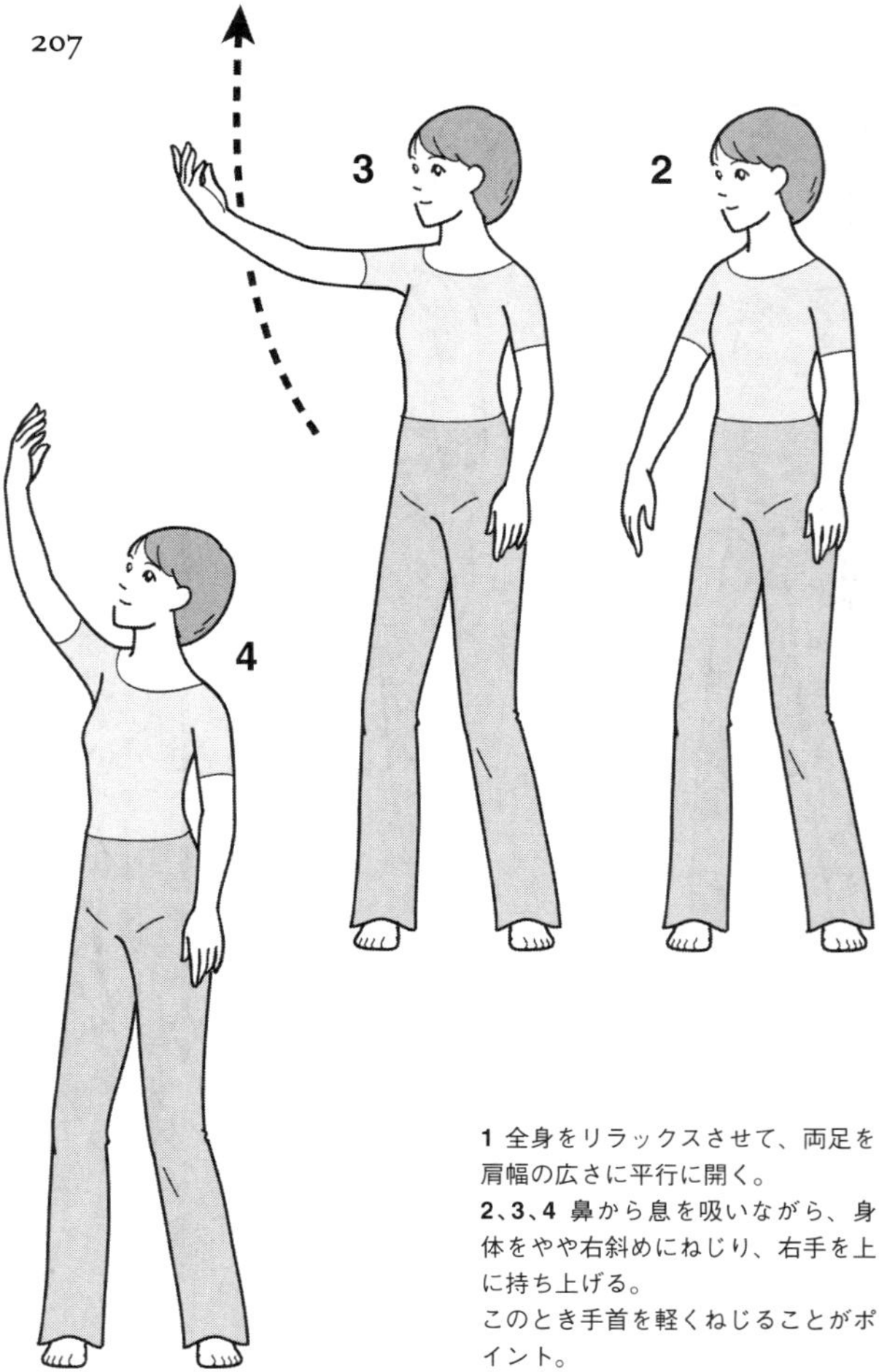

1 全身をリラックスさせて、両足を肩幅の広さに平行に開く。
2、3、4 鼻から息を吸いながら、身体をやや右斜めにねじり、右手を上に持ち上げる。
このとき手首を軽くねじることがポイント。

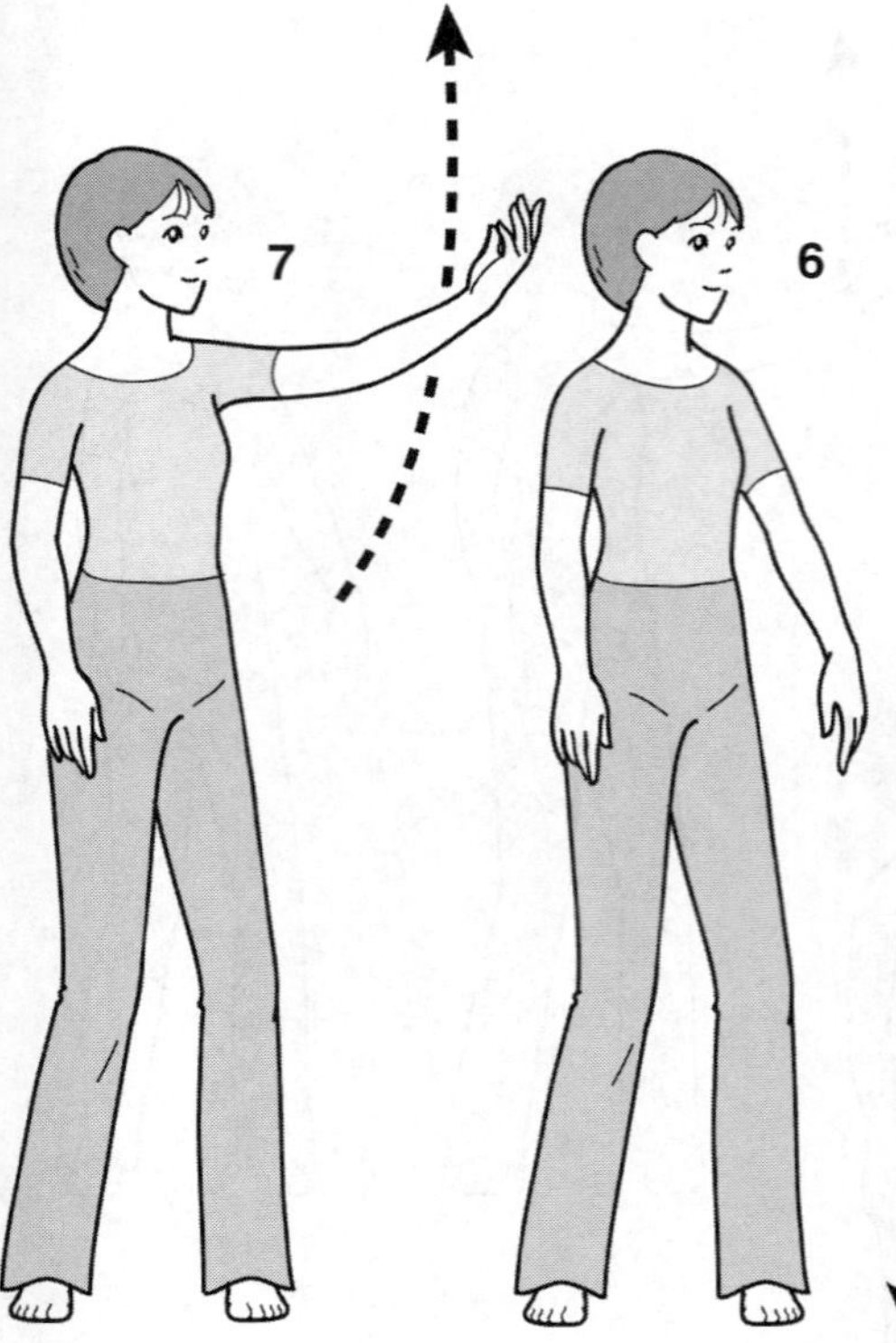

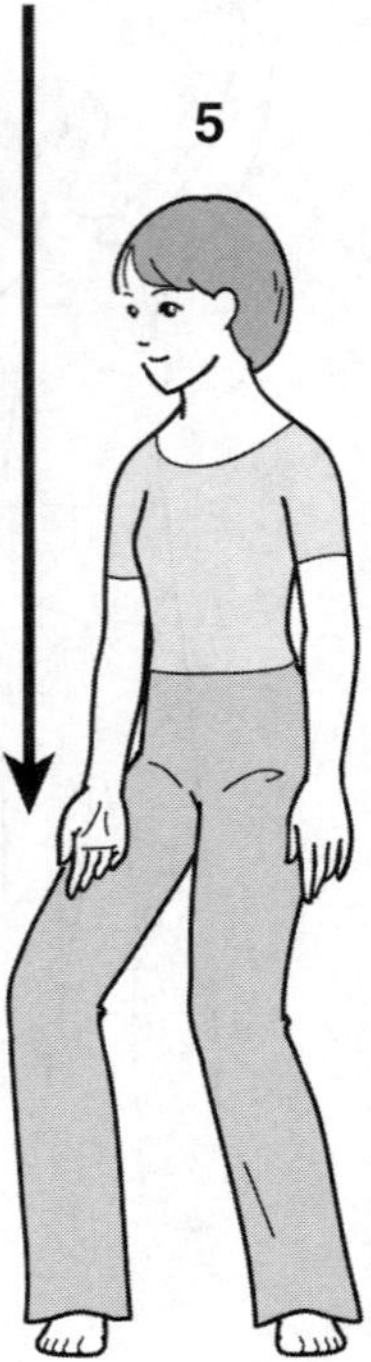

5 口から息をヒュッと吐きながら、右手を身体の正中線（軸）に沿って、両足の間にストンと落とす。
6、7、8 続いて反対も同様に、鼻から息を吸いながら、身体をやや左斜めにねじり、左手を上に持ち上げる。
このとき視線は軽く左手のひらに向ける。

9 口から息をヒュッと吐きながら、左手を身体の正中線（軸）に沿って、両足の間にストンと落とす。この動作を左右約20回ずつ行う。

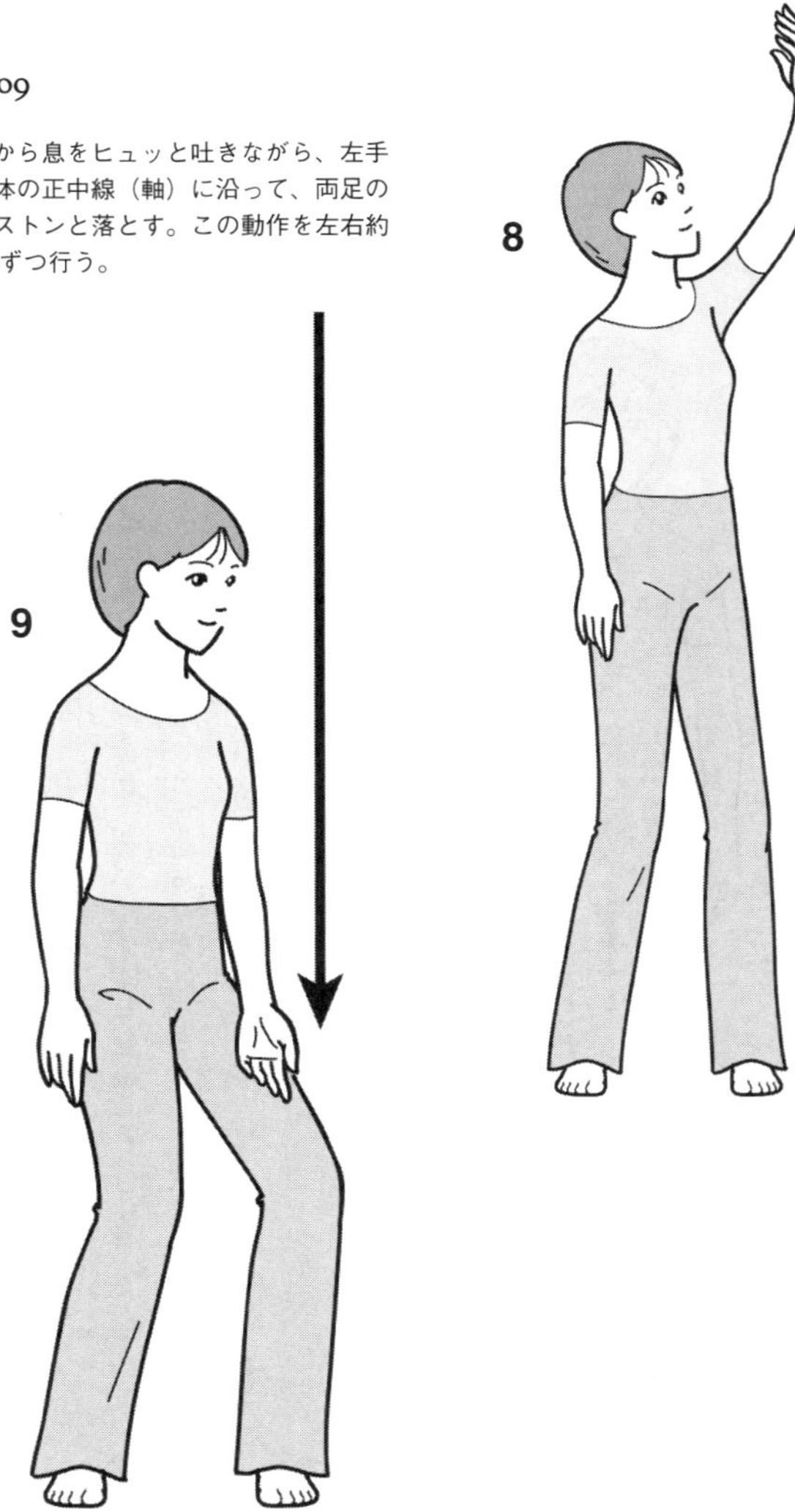

浄如

【じょうにょ】

身体から湧き出るエネルギーで、身体がすがすがしく「澄み渡る」ようなイメージで行いましょう。

〝足芯呼吸〟で心地よく息を吸いながら、手のひらを下に向けますが、このとき手の意識を充分に保つようにします。

さらに手首をやわらかく曲げて、両手がそれぞれ「天」と「地」に引かれるような気持ちで、上下に両手を伸ばしていきます。身体の意識は手と丹田にゆったりとおいて行います。

頭をすっきりさせて、全身のバランスをよくします。

1

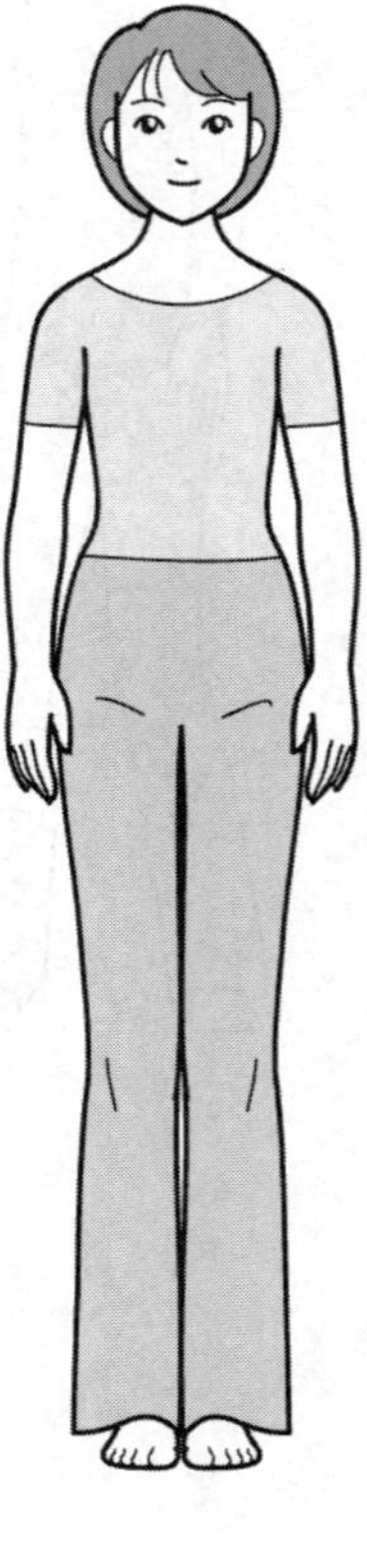

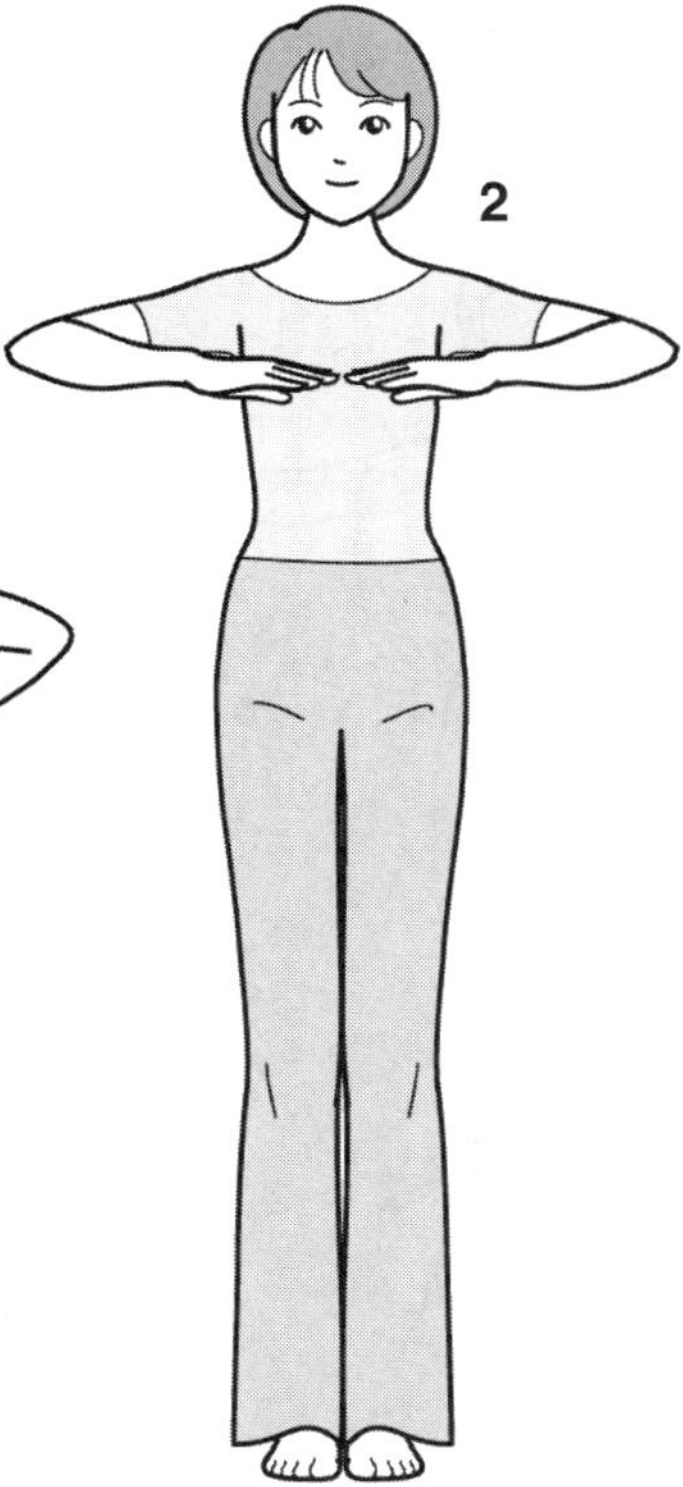

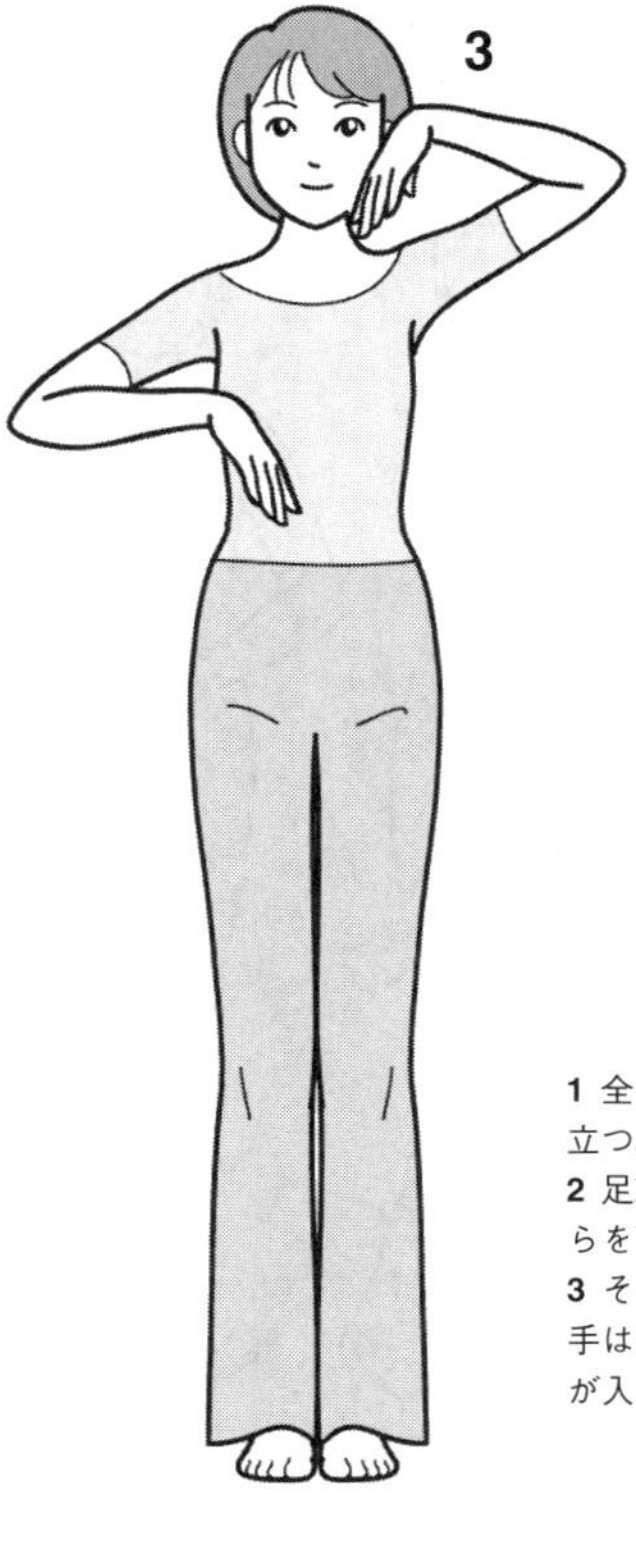

1 全身をリラックスさせて、両足をそろえて立つ。
2 足芯呼吸で鼻から息を吸いながら、手のひらを下に向け、両手を胸の高さまで上げる。
3 そのまま左手は頬をなぞるように上に、右手は手首を下げるように移動させる。肩に力が入らないように注意する。

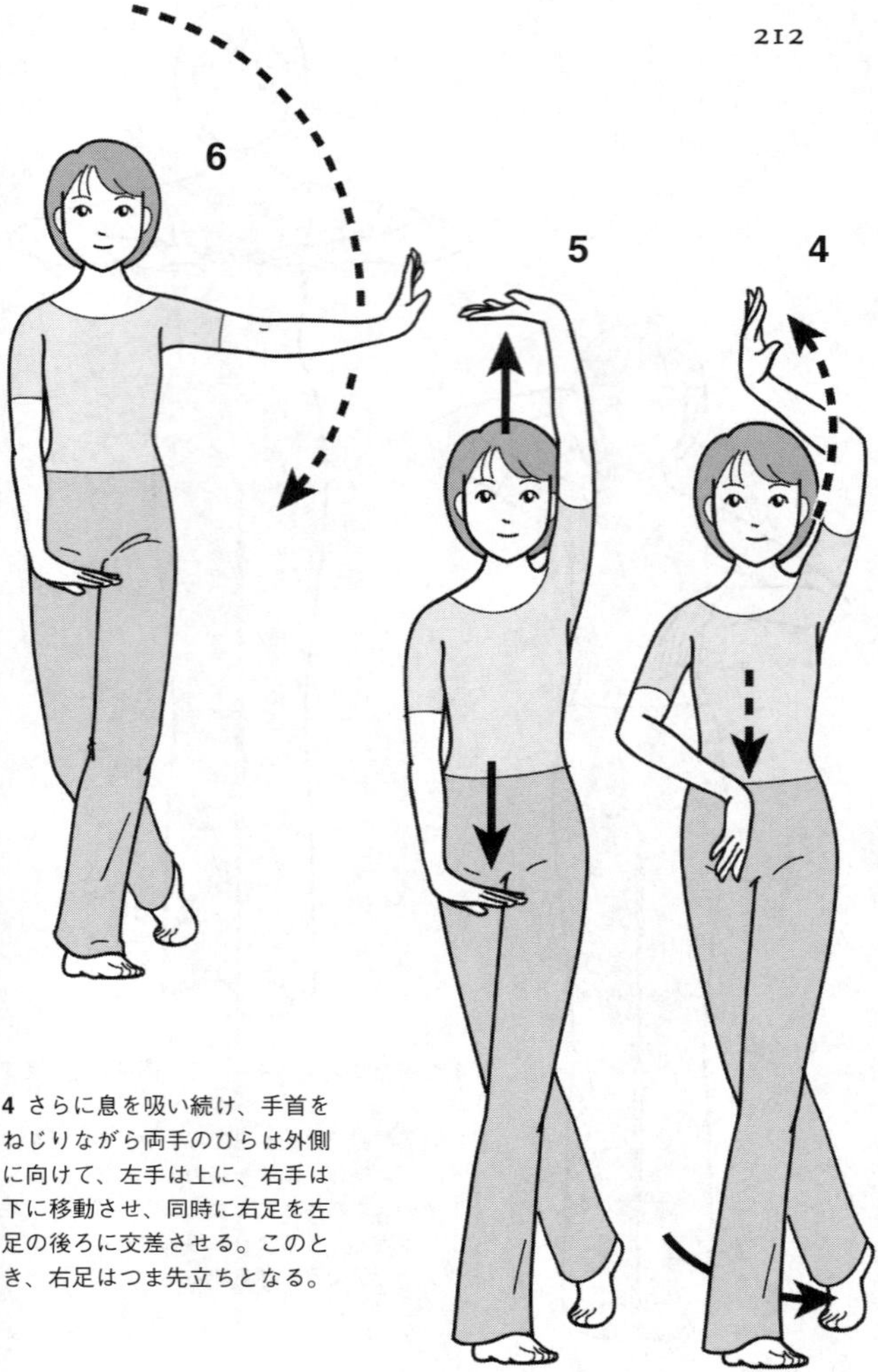

4 さらに息を吸い続け、手首をねじりながら両手のひらは外側に向けて、左手は上に、右手は下に移動させ、同時に右足を左足の後ろに交差させる。このとき、右足はつま先立ちとなる。

7

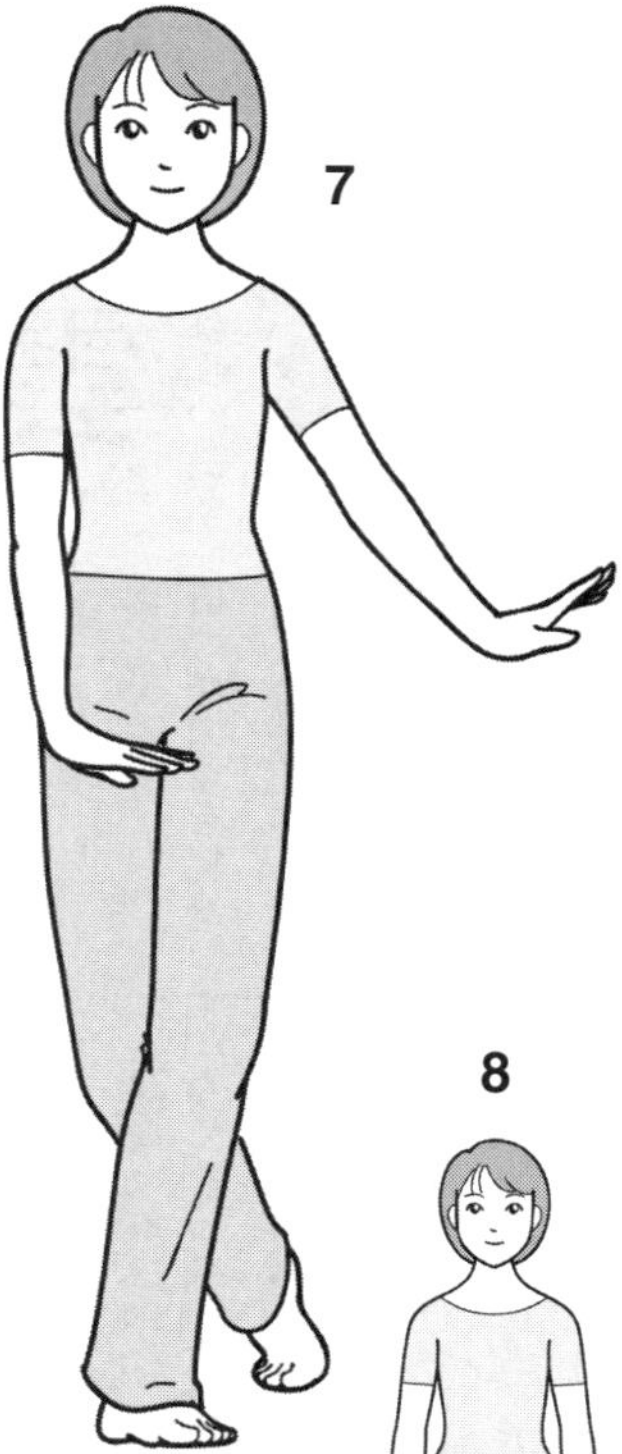

6'

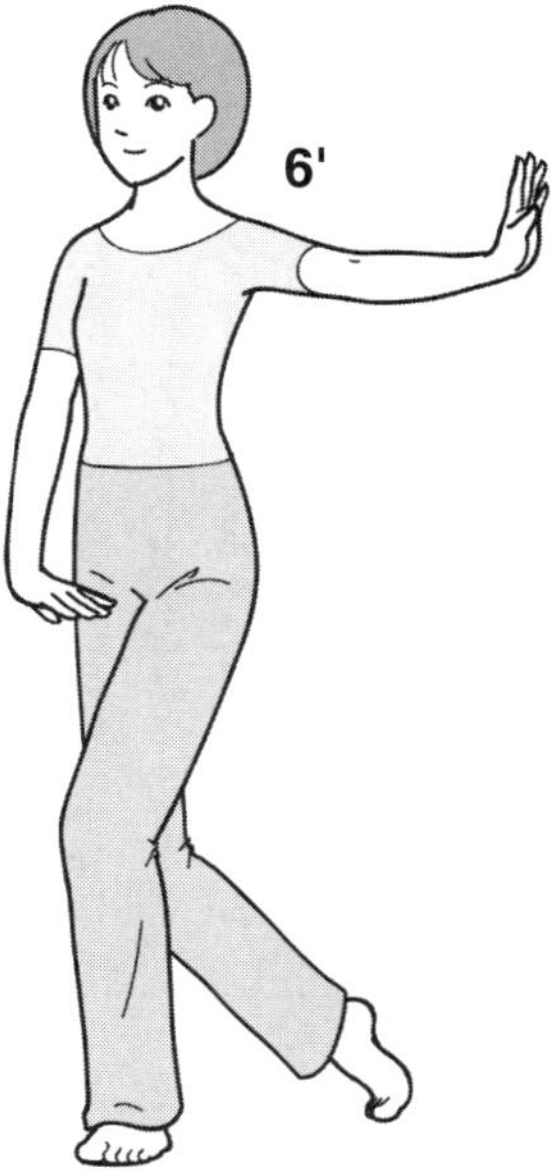

8

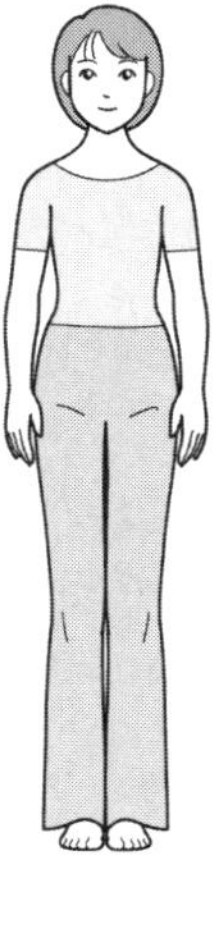

5 左手のひらを上に、右手のひらを下に向ける。このとき肩に力が入らないように注意。頭頂まで吸い上げたら軽く息を止めて、丹田に下ろす。

6 口から息を吐きながら、両膝を軽く曲げて、左手をゆったりと下ろしていく。

6' **6** を斜めから見たもの。

7 さらに息を吐きながら、左手首は軽く反らせたまま下ろしていく。

8 息を吐き終えて、最初の姿勢に戻る。反対も同様に行う。

流雲【りゅううん】

〝流雲〟は真っ白い「雲」が大空を軽快に流れていくようなイメージで行います。

両手で身体をなぞりながら、〝足芯呼吸〟でしっかりと息を吸い上げます。両手は頭上まで上げ心地よく「天」と「地」に引かれていくような気持ちで行います。

体側を反らせるときは、身体を十分にゆるめ、ゆったりと口から息を吐きながら、のびのびと腕と足を伸ばします。この時の腕は、軽くねじりながら手のひらを上に向け、手首を反らせるように行うことがポイント。

正座は一般的に緊張しやすい体勢と思われがちですが、身体がゆったりとゆるんでくると非常に心地よく行うことができます。ほかの動作と同様、無理なくゆったりと行いましょう。

全身の血行がよくなり、肩こり・冷え性の改善のほか、背骨のゆがみが取れ、柔軟な身体になります。

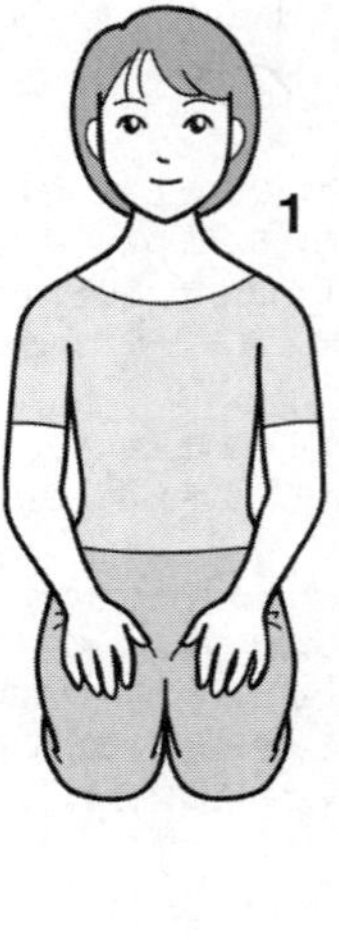

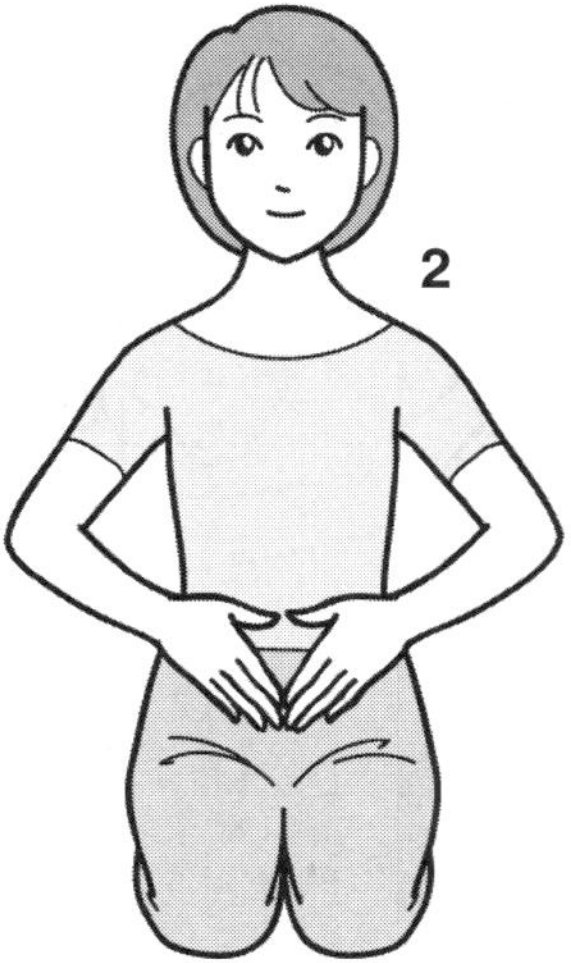

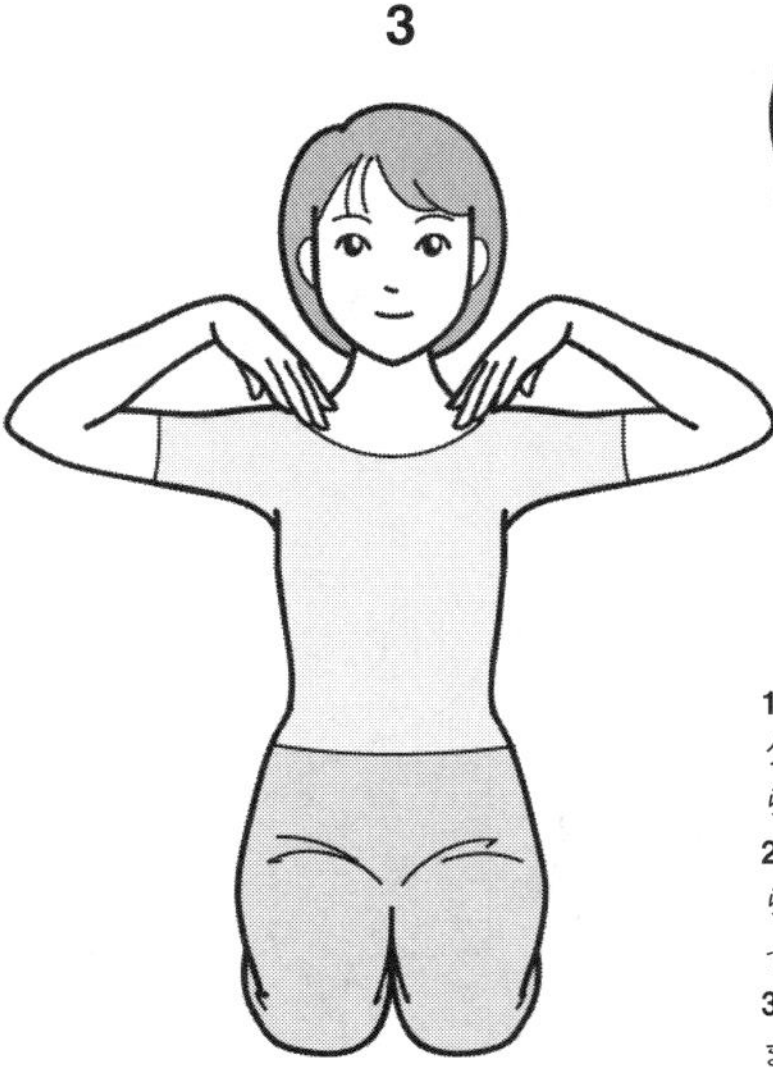

1 両手を膝におき、全身をリラックスさせ正座をします。猫背にならないように注意。
2 足芯呼吸で鼻から息を吸いながら、両手を身体の前面に添ってゆっくりとすり上げていく。
3 さらに息を吸いながら、そのまま両手をすり上げていく。

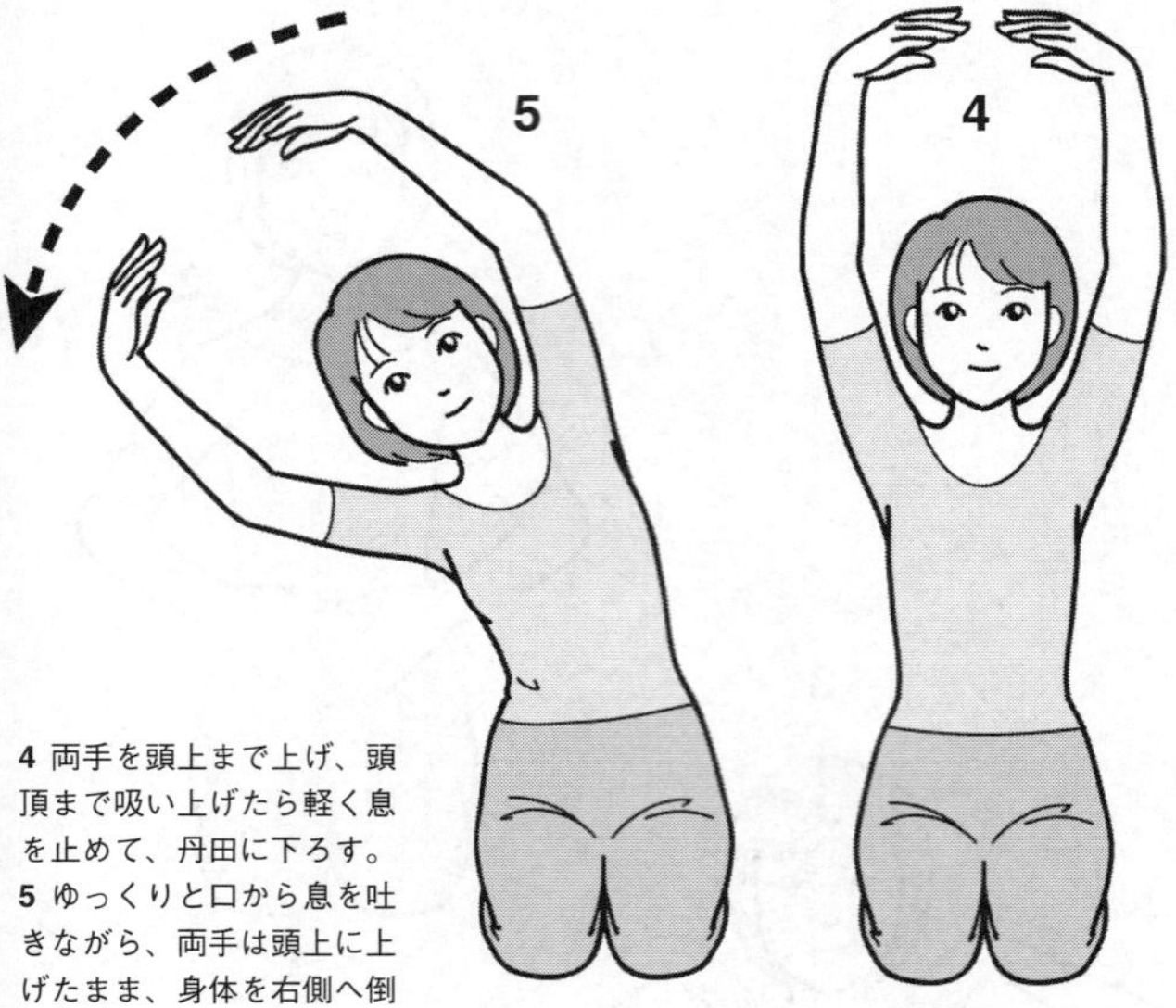

4 両手を頭上まで上げ、頭頂まで吸い上げたら軽く息を止めて、丹田に下ろす。
5 ゆっくりと口から息を吐きながら、両手は頭上に上げたまま、身体を右側へ倒していく。

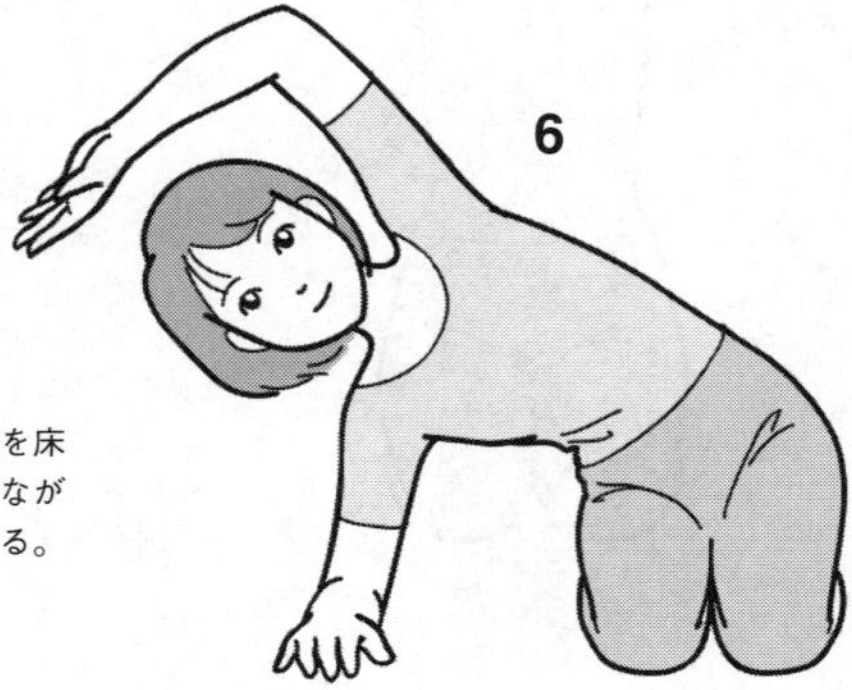

6 息を吐いたまま右腕を床につけ、左腕はねじりながら手のひらを上に向ける。

7

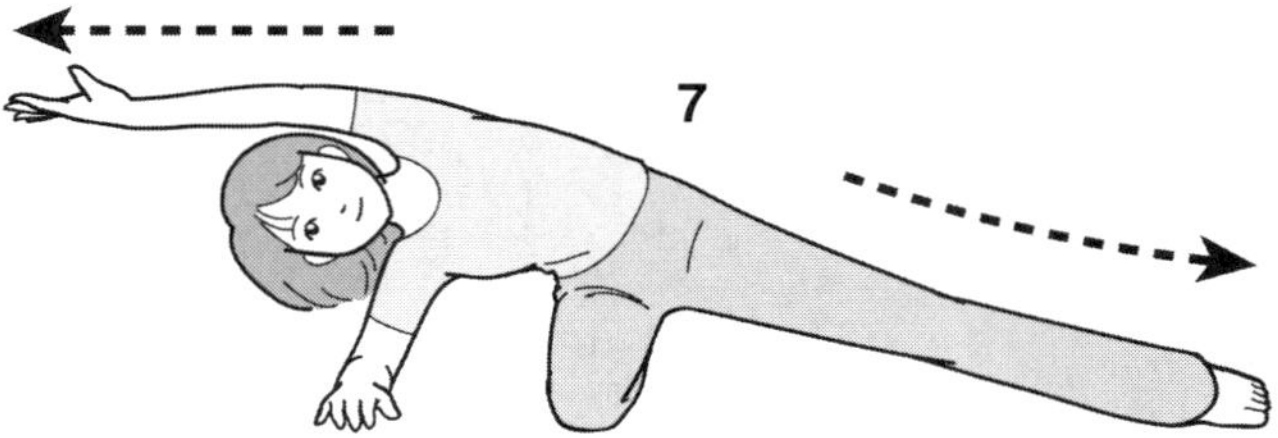

8

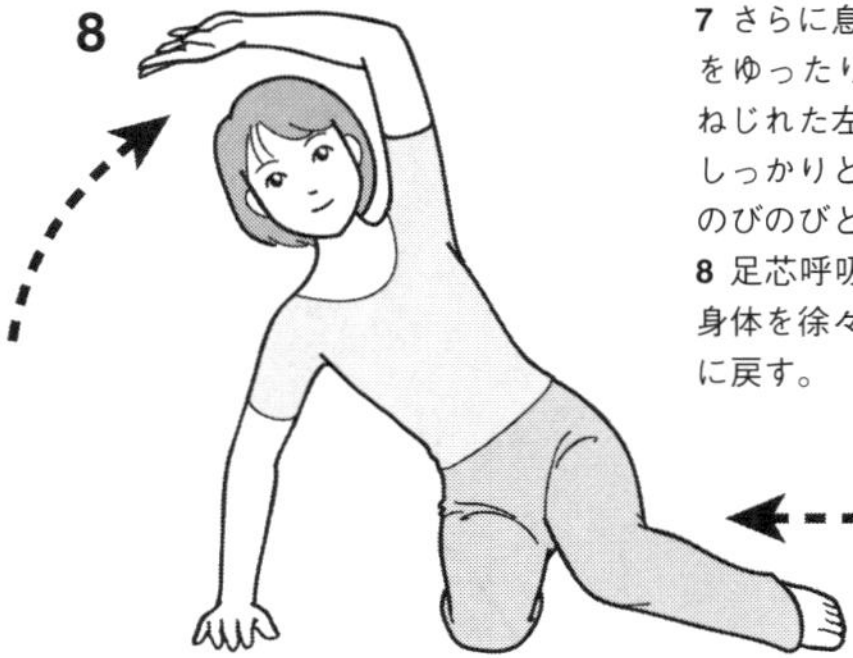

7 さらに息を吐きながら、左手と左足をゆったりと横に伸ばす。このとき、ねじれた左手の指先から左の足先までしっかりと意識をおいたまま心地よくのびのびと左体側を伸ばしていく。
8 足芯呼吸で鼻から息を吸いながら、身体を徐々に起こし、左足は正座の形に戻す。

10　9

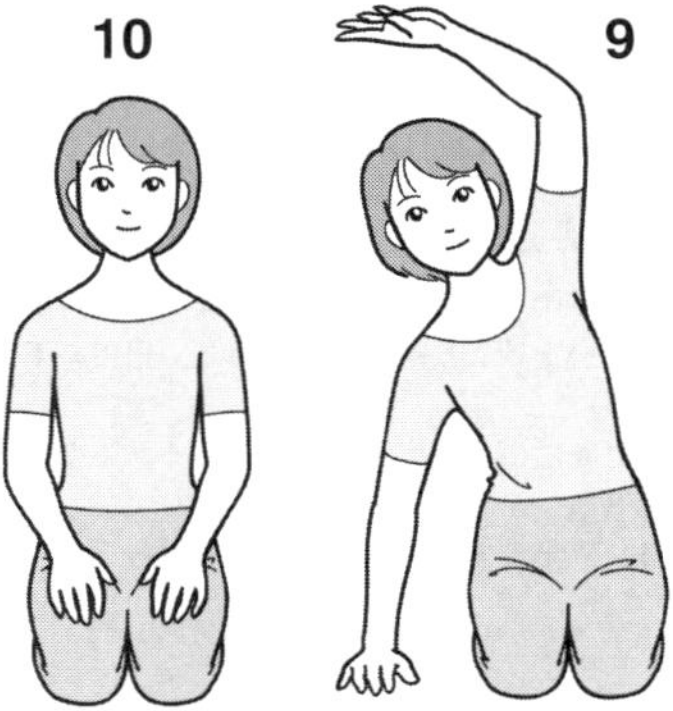

9 さらに息を吸いながら、ゆっくりと左手を下ろす。
10 左手は膝の上におき、頭頂まで吸い上げたら軽く息を止めて、丹田に下ろす。口からゆったりと息を吐きながら、最初の姿勢に戻る。反対側も同様に行う。

巡回【じゅんかい】

〝巡回〟は、丹田から湧き出るエネルギーが、全身にくまなく「巡り」「回って」いくようなイメージで行います。

床の上に横になった状態のときも、しっかりと意識を〝丹田〟と〝足芯〟において、〝足芯呼吸〟を行いましょう。

足と腰をねじるときには、無理をしないようにします。自分のできる範囲で行ってください。身体は、つねにやわらかい弾力を感じられるような気持ちで行うのがポイントです。

全身の血行がよくなり、腰痛や肩こり・冷え性の改善、ウエストの引き締めにも効果があります。

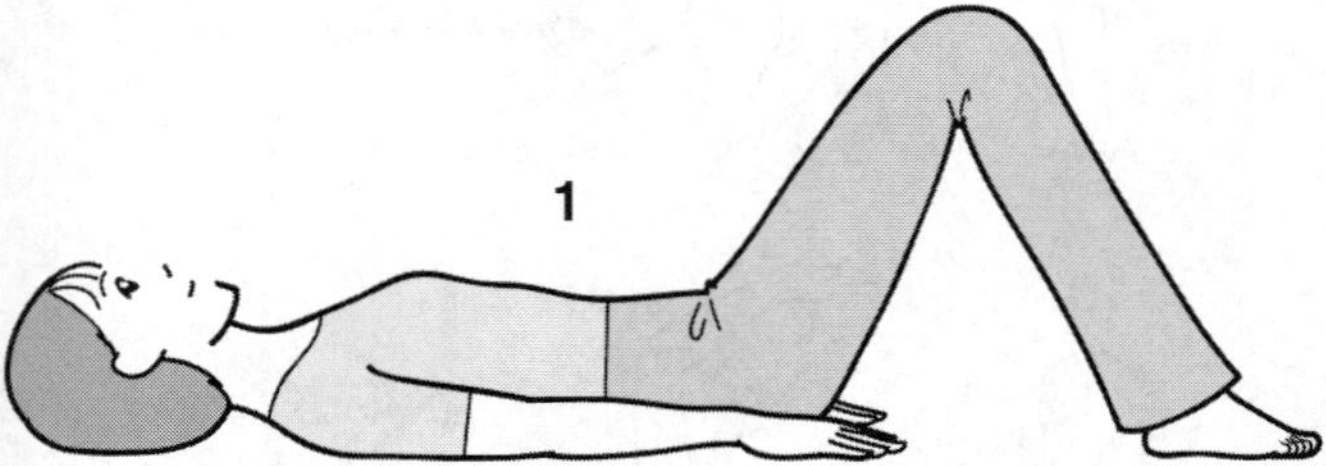

1 床にあお向けになり、全身をリラックスさせて、両膝を立てる。
2 足芯呼吸で鼻から息を吸いながら両手を頭の後ろで組み、両足を丹田にむけて引き寄せる。頭頂まで吸い上げたら軽く息を止めて、丹田に下ろす。
3 口から息を吐きながら、上半身を右に、下半身を左にねじる。このとき、できるだけ両肩が床から離れないように行う。
4 さらに息を吐きながら上半身、下半身を戻し、続けて反対も行う。

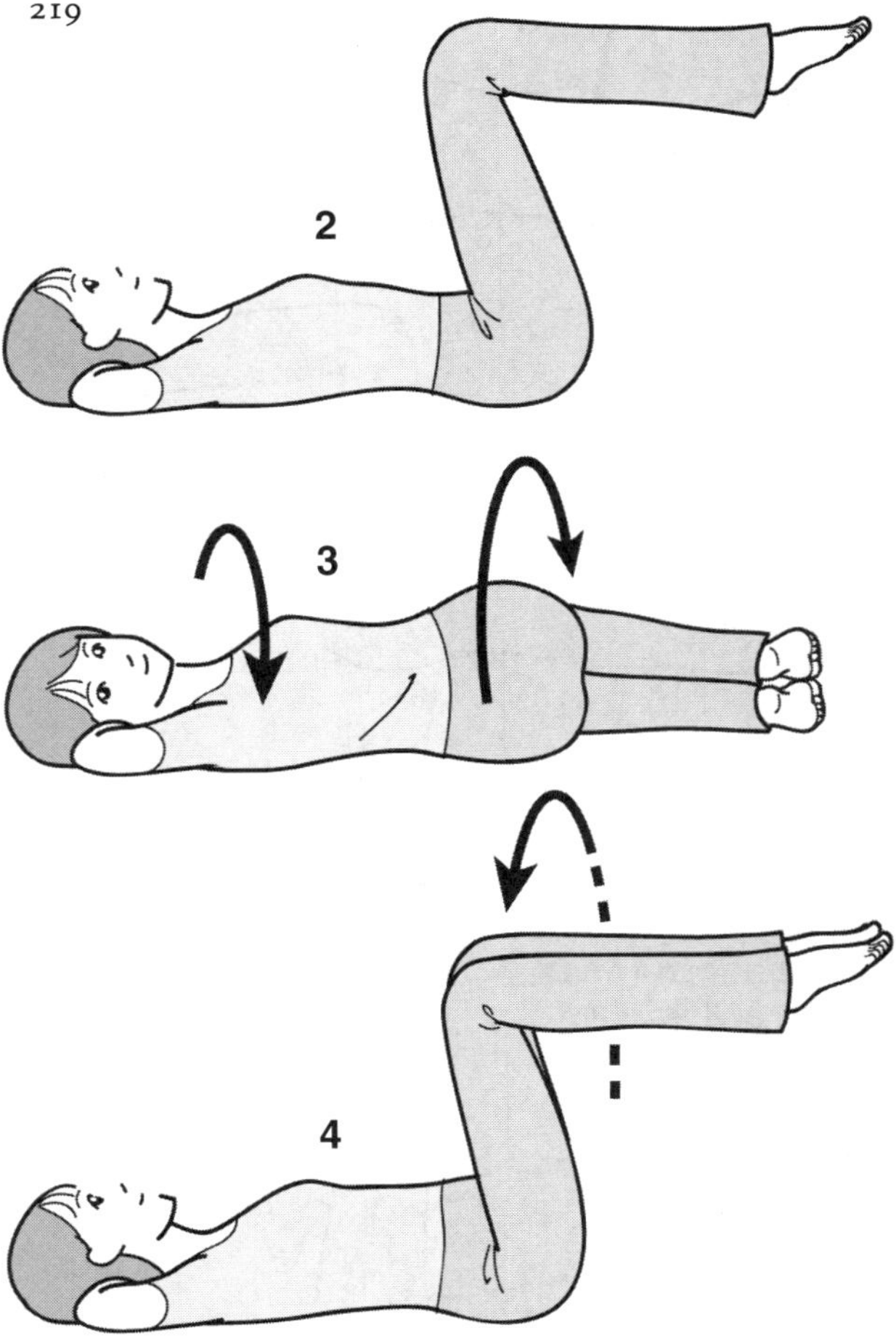
2
3
4

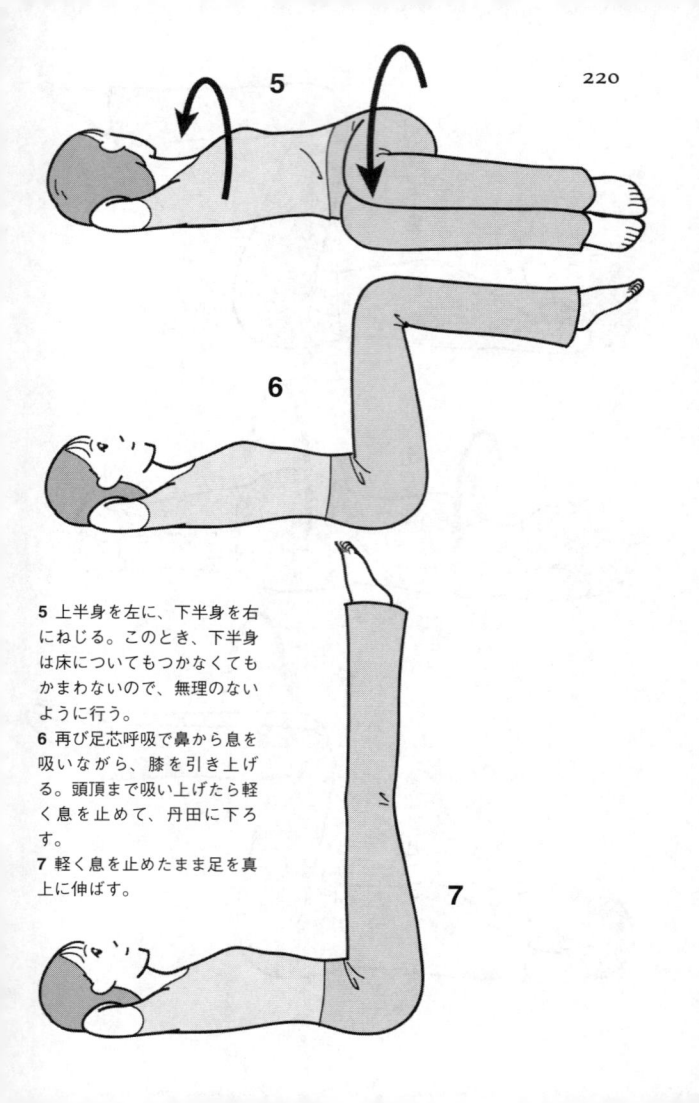

5

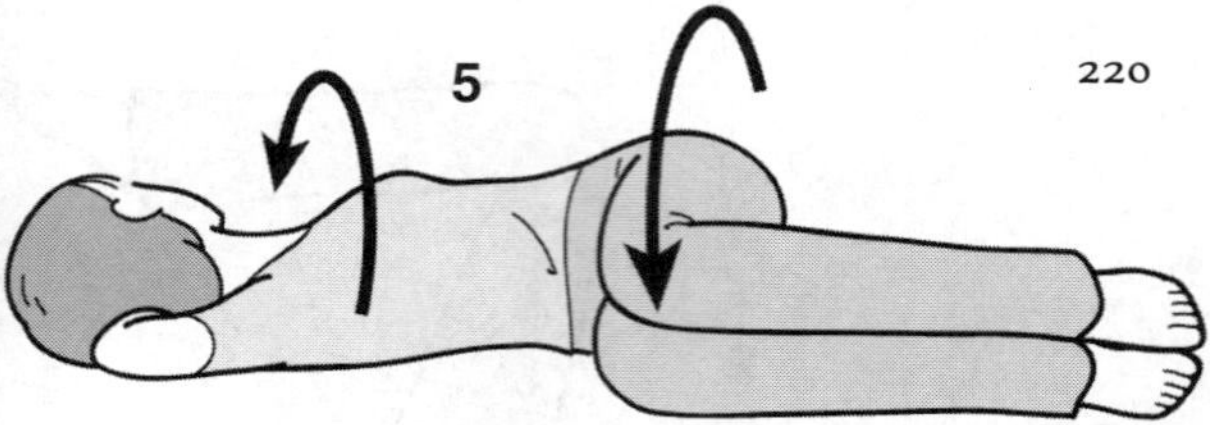

6

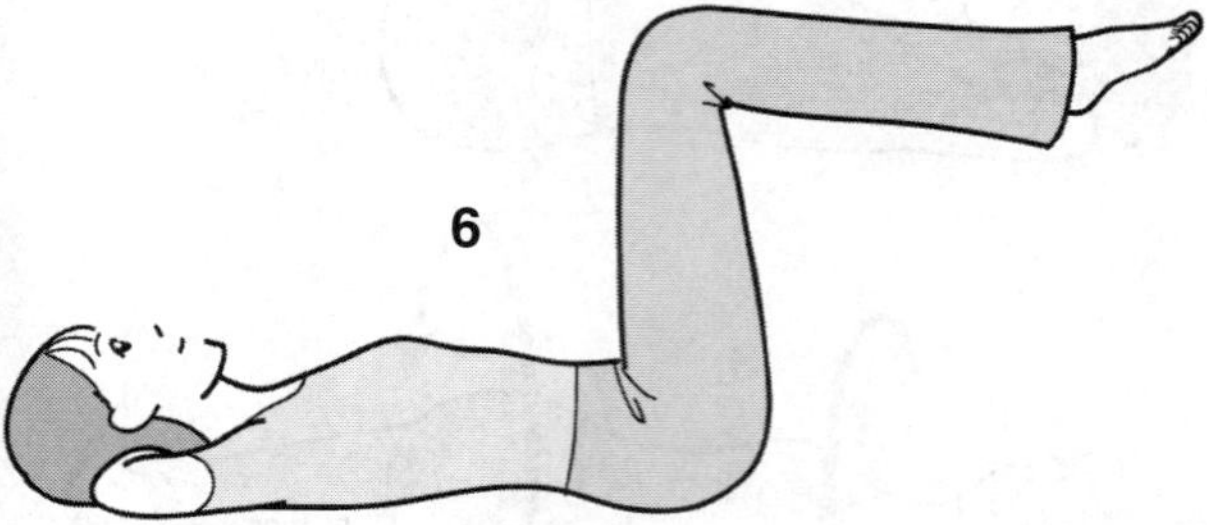

5 上半身を左に、下半身を右にねじる。このとき、下半身は床についてもつかなくてもかまわないので、無理のないように行う。
6 再び足芯呼吸で鼻から息を吸いながら、膝を引き上げる。頭頂まで吸い上げたら軽く息を止めて、丹田に下ろす。
7 軽く息を止めたまま足を真上に伸ばす。

7

8 口から息を吐きながら、つま先を顔の前に持ってくる。
9 さらに息を吐き続け、ゆっくりと膝を曲げて足を下ろしていく。
10 息を吐き終えて、最初の状態に戻る。

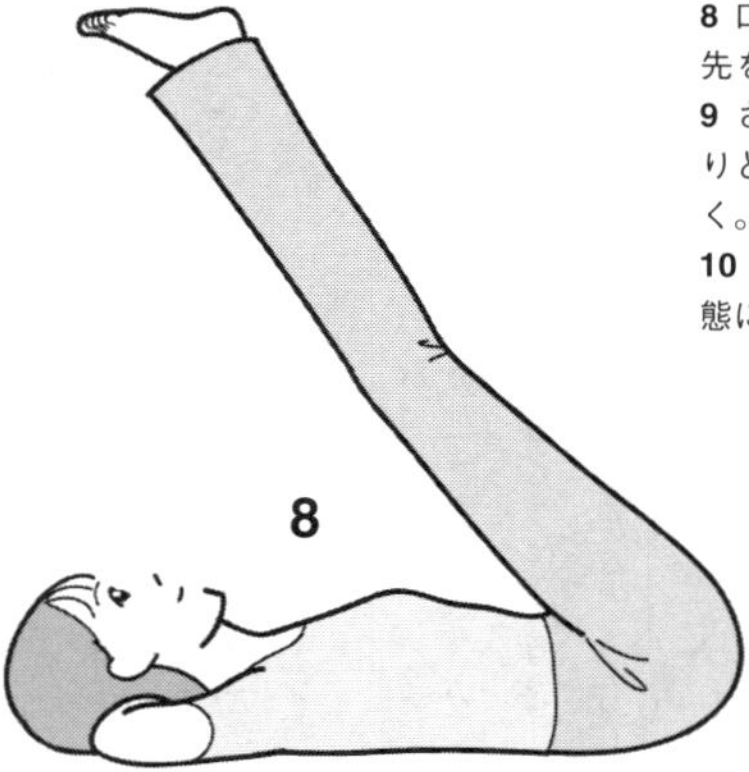

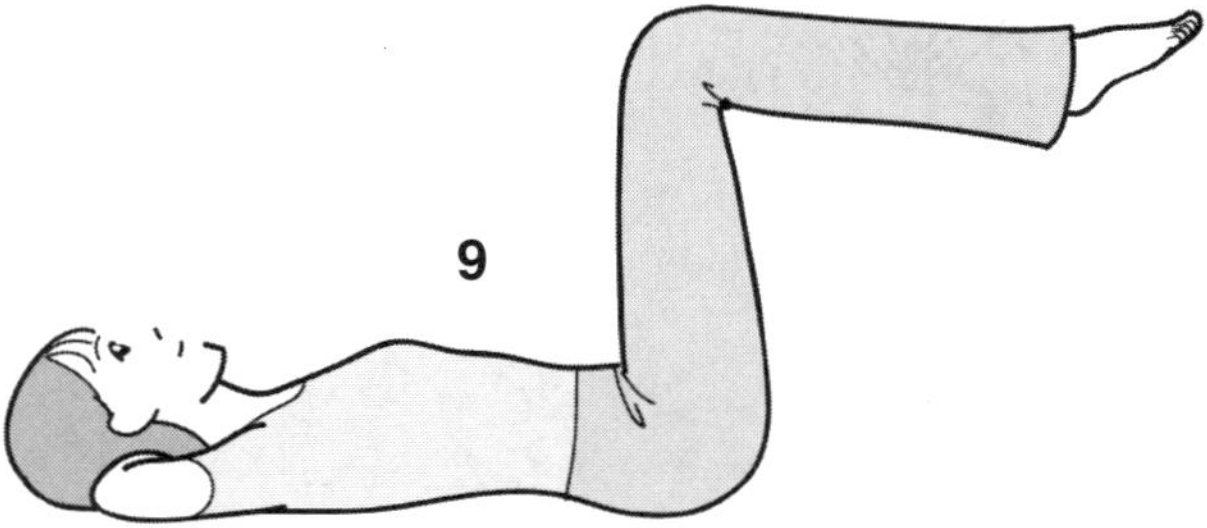

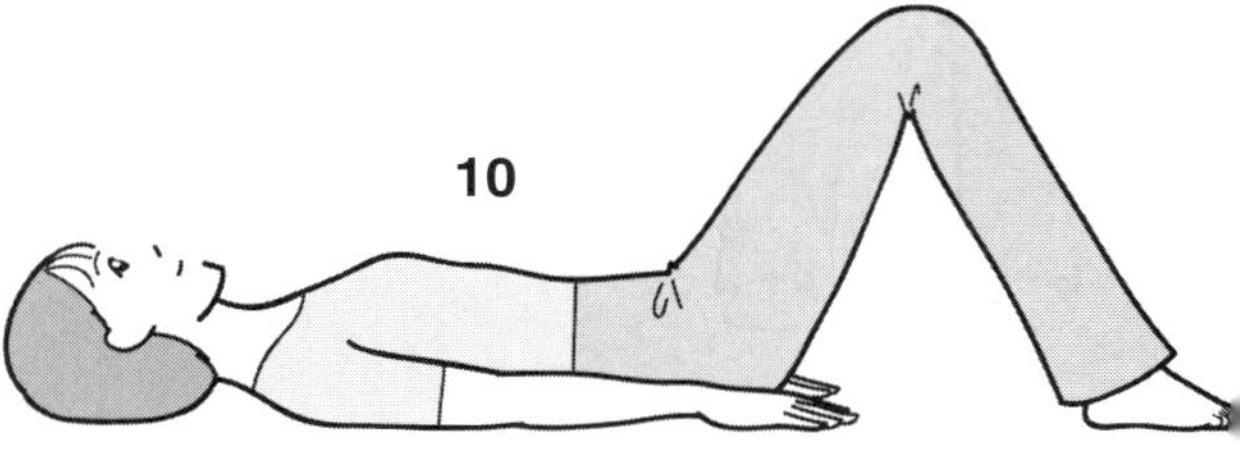

無辺【むへん】

〝無辺〟は、丹田から出たエネルギーが旋回するようにして「無辺世界（周囲）」に漂っていくようなイメージで行いましょう。

　身体は小宇宙にたとえられますが、丹田はその小宇宙の太陽にあたります。両手で太陽（丹田）のあたたかさと存在を感じながら、ゆったりと壮大な気持ちで首を回していきます。首や肩の力を完全に緩めて行うのがポイントです。

　単独で行うときは〝足芯呼吸〟で、ほかの呼吸法と組み合わせるときには〝自然呼吸〟で行います。

　目の疲れ、肩のこりが取れ、首やあご、背中のラインをすっきりとさせます。

1

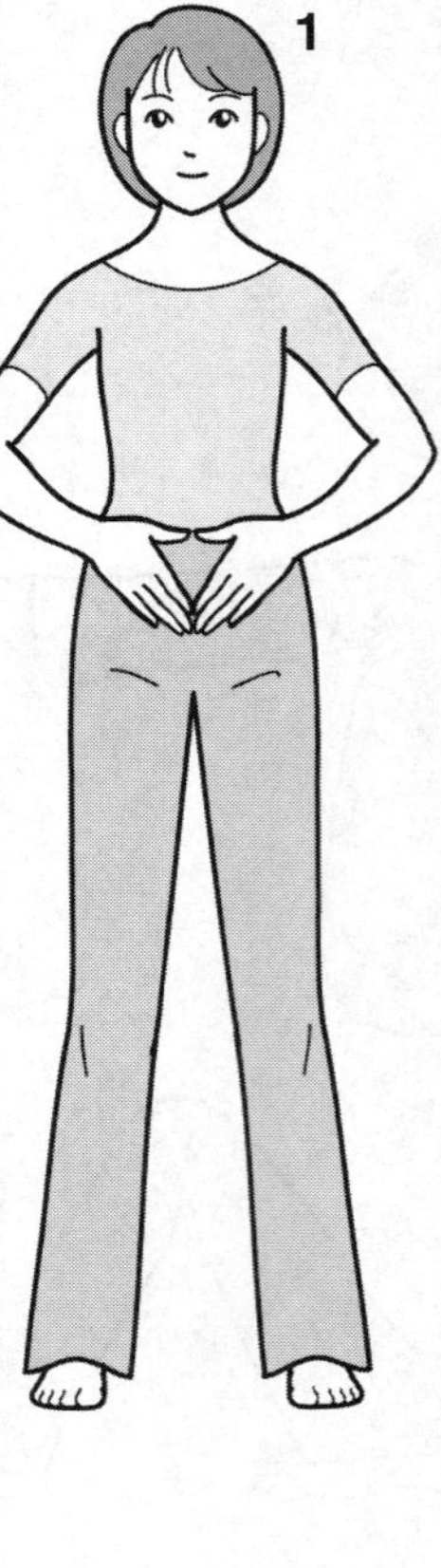

1 リラックスした姿勢で立つ。両足は肩幅の広さに平行に開き、両手は丹田にそっと添える。
2 鼻から息を吸いながら、首を右にゆったりと振り上げる。意識は丹田におくこと。
3 口から息を吐きながら、首を前から後ろへと大きくゆったりと回す。

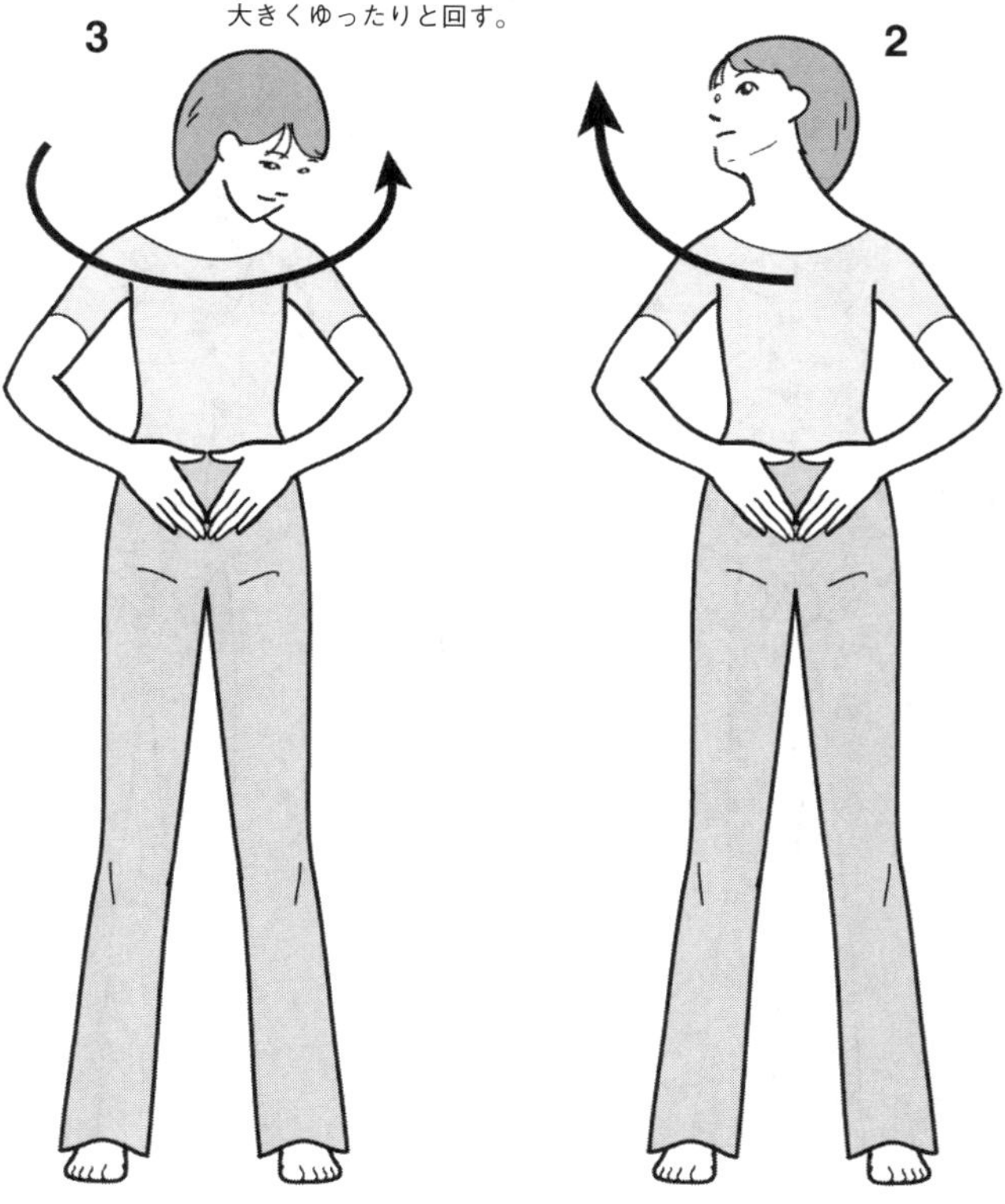

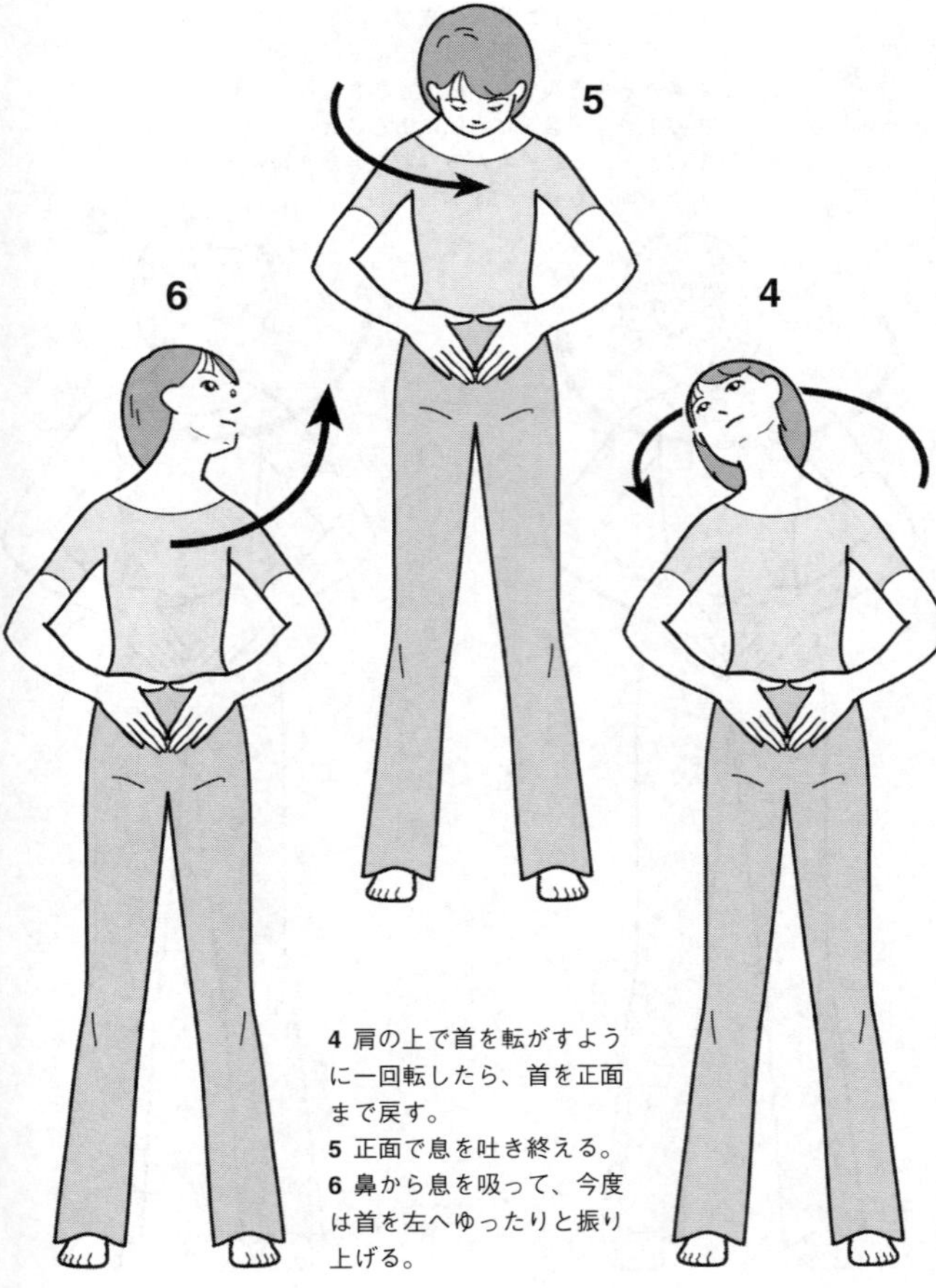

4 肩の上で首を転がすように一回転したら、首を正面まで戻す。
5 正面で息を吐き終える。
6 鼻から息を吸って、今度は首を左へゆったりと振り上げる。

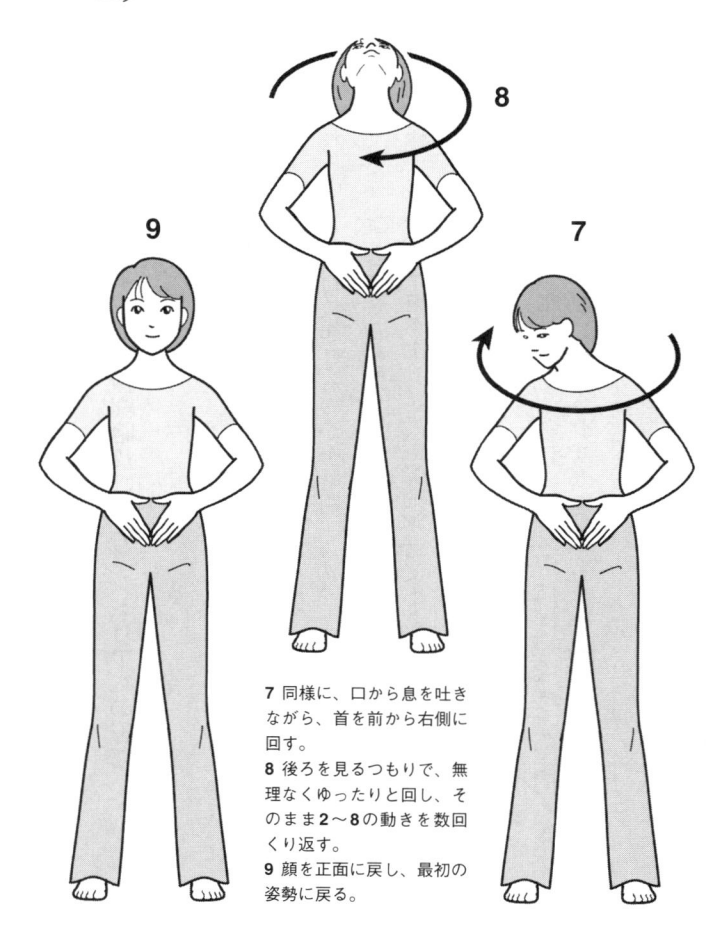

8

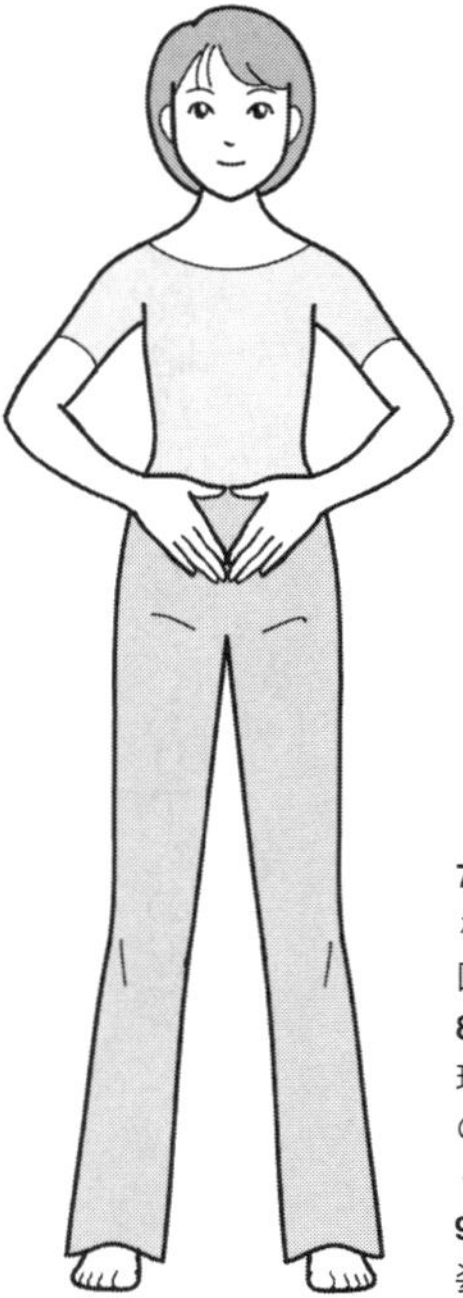
9

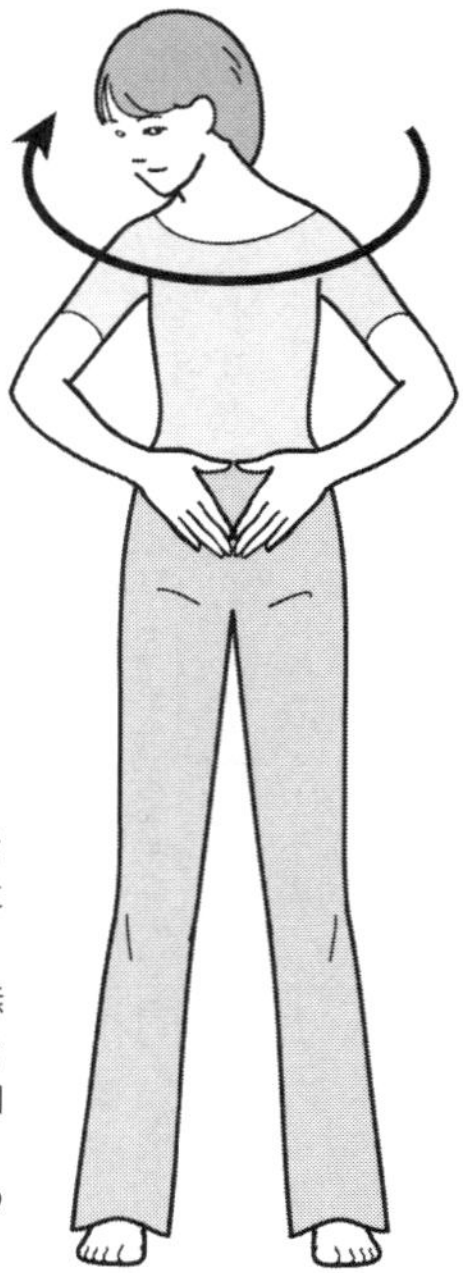
7

7 同様に、口から息を吐きながら、首を前から右側に回す。
8 後ろを見るつもりで、無理なくゆったりと回し、そのまま**2**〜**8**の動きを数回くり返す。
9 顔を正面に戻し、最初の姿勢に戻る。

共同研究論文紹介
「気（生命エネルギー）の各種細胞及びミトコンドリアへの影響」

西野流呼吸法の稽古を実践していると元気で若々しい身体になる、骨密度が増加した、視力が回復した、種々の症状が改善された等、様々な変化が起こっています。これらの変化が何故起こるのかを解明する為、大学、研究機関との共同研究を行ってきました。共同研究者は米国在住の大西勁博士（フィラデルフィア生物医学研究所所長）、ミトコンドリアの国際的学者である大西智子博士（ペンシルヴァニア大学医学部終身教授）とカルシウム代謝の権威者である山口正義博士（静岡県立大学大学院代謝調節学研究室教授）等です。その結果三報の論文が、オックスフォード大学出版の医学ジャーナル誌Evidence-based Complementary and Alternative Medicineに発表されました。それらの論文の要点を和訳して以下に紹介します。

【共同研究論文1：要約】

気エネルギー（生命エネルギー）による、ヒト肝臓ガンの培養細胞の増殖阻害・ガン細胞に対する気の効果の科学実証研究

Growth Inhibition of Cultured Human Liver Carcinoma Cells by Ki-Energy（Life-Energy）: Scientific Evidence for Ki-effects on Cancer Cells.

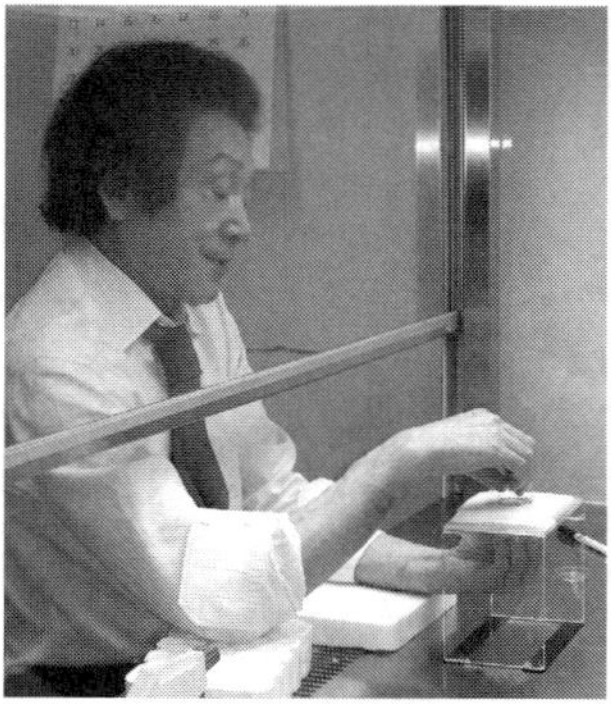

クリーンベンチ内でシャーレのがん細胞に気（生命エネルギー）を照射

S.Tsuyoshi Ohnishi,Tomoko Ohnishi, Kozo Nishino, Yoshinori Tsurusaki, Masayoshi Yamaguchi:Evid-based Complement Altern Med 2005;2（3）387-393

気には培養ガン細胞の増殖を抑える力があるかどうか、客観的、科学的事実を得るためにこの研究にとりかかった。ヒトの肝ガン細胞、HepG2を実験に用いた。西野の指先から気をシャーレ内のガン細胞に、五分ないし十分間送った。その細胞を二十四時間培養し、細胞数、一個の細胞あたりの蛋白量、何種類かのメッセンジャーＲＮＡの発現、レギュカルチン蛋白の合成などを測定した。その結果を、気を当てなかった対照グループの結果と比較した。気をあてたシャーレでは、細胞数はそれぞれ、三〇・三％（五分照射）、四〇・六％（十分照射）と減少した。細胞一個当たりのタンパク量は、三八・八％（五分）、六二・九％（十分）と増加した。これらの結果にはすべて統計的な有意差があった。

【共同研究論文２：要約】

気エネルギー（生命エネルギー）が単離したラット肝臓のミトコンドリアを酸化損傷から守る

Ki-Energy（Life-Energy）Protects Isolated Rat Liver Mitochondria from Oxidative Injury.

S.Tsuyoshi Ohnishi, Tomoko Ohnishi, Kozo Nishino

: Evid-based Complement Altern Med 2006;3（3）475-482

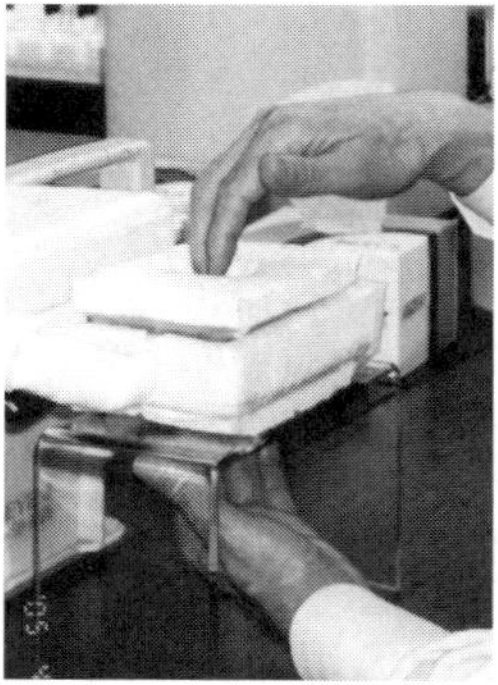

恒温槽中のミトコンドリアに西野の指からエネルギーを照射

気（生命エネルギー）がミトコンドリアに有効な影響を持つかどうかを調べた。我々は単離したラットの肝臓ミトコンドリアを、熱処理により劣化（三十九度で十分間）させた状況に保ち、ミトコンドリアの呼吸能をクラークタイプの電極を使って測定した。呼吸コントロール比（RC ratio：分離されたミトコンドリアの健全と完全さを意味することで知られるステージ3とステージ4の呼吸間の比）を比較した。RC ratioは三十九度で十分間の保温により減少した。しかしながら、熱処理中に西野よって気を照射するとRC ratioは回復した。ＴＢＡＲＳ（チオバルビツール酸反応物質）量を測定することによりミトコンドリアの脂質の過酸化の程度を分析した。熱処理におけるＴＢＡＲＳ量は気を受けていないミトコンドリアでは、コントロール（熱処理なし、気照射なし）よりも多かった。しかし熱処理され、気を受けたミトコンドリアにおいては、ＴＢＡＲＳ量は減少したことにより、気が酸化ストレスからミトコンドリアを守ったことを示す。

【共同研究論文3：要約】

気（生命エネルギー）は骨細胞培養モデルの骨芽細胞を活性化し破骨細胞様細胞の増殖を抑制する

Ki-Energy（Life-Energy）Stimulates Osteoblastic Cells and Inhibits the Formation of Osteoclast-like Cells in Bone Cell Culture Models.

S.Tsuyoshi Ohnishi, Kozo Nishino, Satoshi Uchiyama, Tomoko Ohnishi, Masayoshi Yamaguchi: Evid-based Complement Altern Med 2007;4（2）225-232

西野流呼吸法実践者の健康上の利点の一つは、多数の人々（男性と女性）が同年齢同性の平均値に比較して一一〇～一五〇％もの高い骨密度を持つ。

女性の骨密度は閉経後（エストロゲンホルモンの減少によるため）減少することは良く知られているが、五十歳から七十歳の女性の実践者の何人もが若い女性

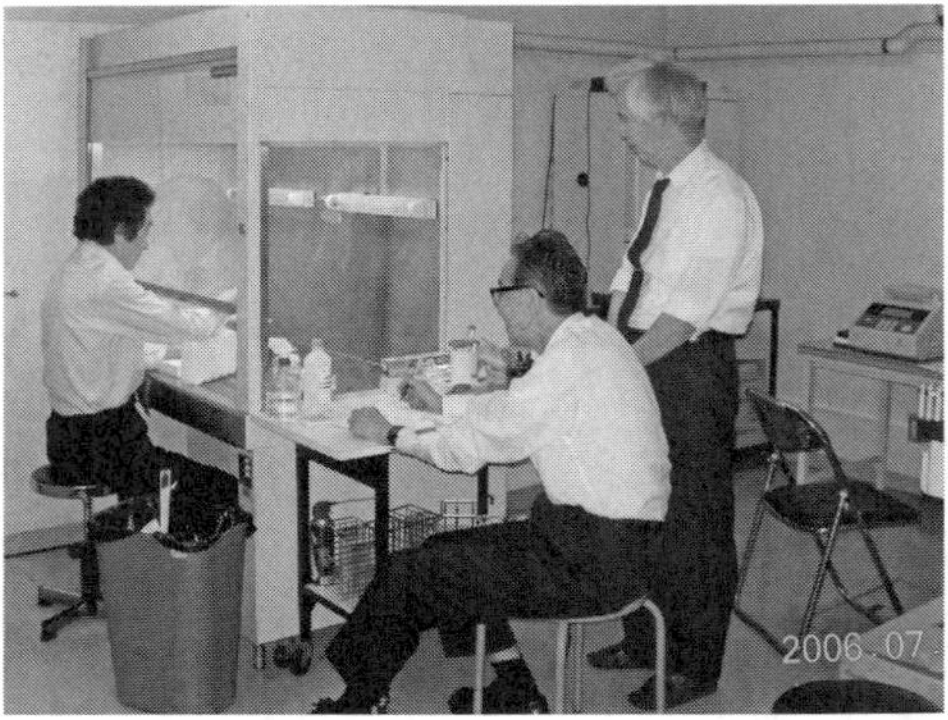

クリーンベンチ内で骨の細胞にエネルギーを照射

の平均値よりも高い骨密度を持つ。骨粗鬆症は高齢の年代にとって、深刻な健康上の問題であるため、何故呼吸法で骨密度が増えるのかを解明したいと考えた。

骨は常に骨をつくる骨芽細胞と骨を削る破骨細胞が働きリモデリングされている。そこで、骨細胞の培養を利用して骨に対する気の効果を研究することにした。西野の指から気（生命エネルギー）を骨芽細胞に照射すると細胞数が増加した。破骨細胞様細胞に気を照射した場合には形成を抑制することが明らかになった。

あとがき

人が生きるためには、呼吸と栄養が不可欠です。摂取した栄養：炭水化物・たんぱく質・脂肪から得たブドウ糖・アミノ酸・脂肪酸などからピルビン酸を経て、ミトコンドリアによってATP（アデノシン三リン酸）を生成し、生命エネルギーとするのが呼吸（外呼吸及び内呼吸）の働きなのです。それが全身の細胞に供給され、生きる源になっています。ですから、呼吸なくしてはエネルギーを得ることはできないし、生きることもできません。

われわれの知りうる知識や事象は氷山の一角に過ぎませんが、生命科学の進歩で次のようなことが明らかになってきました。エラ呼吸から肺呼吸に変わることで、海棲から陸棲動物に移行するときに副甲状腺が発生しているということがわかりました。副甲状腺から分泌する副甲状腺ホルモンが骨に作用して、カルシウムを自由に取り出せる機構を構築することによって、カルシウムの豊富な海水中から陸に上がることができたといえます。そして、魚の骨が炭酸カルシウムからできているのに対し、陸棲動物の骨はリン酸カルシウムからできています。炭酸カルシウムでできた魚の骨は柔らかくもろいが、リン酸カルシウムでできた骨はアパタイト構造をとり、硬く丈夫です。これは陸上では重力に抗して生きるために構築されたこと、および地上の食物にリン酸が多く含まれることに起因すると考えられています。

太古の海水の成分にはカリウムとマグネシウムが多かったといわれています。その後、何億年かして、現在のようなカルシウムとナトリウムの多い海となった。興味深いことは、現在の海の成分が、ヒトをはじめとする哺乳類の細胞外液の成分と似ていてカルシウムとナトリウムが多く、細胞内液は太古の海と似てカリウムとマグネシウムが多いということです。このことは、生命が陸ではなく海から発生した証拠ともいわれています。そして、細胞外液の約一万倍のカルシウム濃度に対して、細胞内の環境を守るために細胞膜ができたと考えられています。細胞内のカルシウム濃度の異常な上昇は細胞にとって致死的であり、細胞内外の濃度差を維持することは、細胞にとって必須条件です。そして、このカルシウム濃度を調節する重要な役割も果たしているのが、ミトコンドリアなのです。

また宇宙飛行士の骨の骨密度は極端に低くなることが知られていますが、これは重力がメカノストレスとして働き、骨の形成に重要な役割をしているためであることが、モデル実験から実証されています。

このことから、西野流呼吸法によって骨密度が増す原因のひとつは、呼吸によってミトコンドリアの働きが良くなりカルシウムストック調整がうまく機能すること、また〝対気〟（生命エネルギーの双方向コミュニケーション）によって飛んだり跳ねたりすることが、重力の何倍かのメカノストレスとして加わり、骨芽《こつが》細胞《さいぼう》を活性化しカルシウム代謝に作用し、骨のリモデリングに好影響を与えているからではないかと推察されます。このような身体の深遠なる営みによってわれわれは生きているのです。そのことをしっかりと摑まえて、いきいきと細胞を活性化させ、再生能力を高め、生命エネルギーを増幅する身体を創っていれば、どんな困難に出会っても、何も恐れることはありません。

現代は啓蒙の時代を通り、文明の極のような感があります。啓蒙の時代から、自己が体験しすべての事象をしっかりと捉える努力と、その努力のなかに恣意が加わり、虚構の世界をつくりつつ、あらゆる情報が飛び交い、今の社会が形成されています。このような状態の下では、自己のアイデンティティーの根拠をどこに置くかと苦しみ、〝今生きていることしかない〟ということを忘れてしまっています。虚構の世界を楽しみ、溺れることなく、いきいきと生きる。それはすべて生命エネルギーのなせるわざです。深い呼吸でミトコンドリアのはたらきを促進し、細胞の再生能力を高めることです。WHO（世界保健機関）の二〇〇三年十二月十八日発表「世界保健報告」によると、世界の平均寿命は六十五・二歳で、日本は八十一・九歳（女性八十五・三歳、男性七十八・四歳）で世界一です。また何歳まで健康に暮らせるかを示す「健康寿命」でも、日本は七十五歳（女性七十七・七歳、男性七十三・二歳）で世界一を維持しています。

本文の中に述べたように、ヘイフリックの限界説から導かれるヒトの細胞寿命は百二十五〜百五十年です。世界一といわれる日本の平均寿命でも、細胞寿命のおよそ半分です。あまりにも尊い命を、半ば全うせずに過ごしているようです。

この私たちの尊い命を西野流呼吸法によってフルに生かして、生きて生きぬいて素晴らしい人生を謳歌しようではありませんか。

二〇〇四年二月五日　　西野皓三

西野流呼吸法 総本部のご案内

●総本部

〒150-0002　東京都渋谷区渋谷1-15-8 宮益O.Nビル 4F
TEL 03-6433-5953　FAX 03-6433-5954

JR、地下鉄、京王井の頭線、東急東横線・渋谷駅より徒歩3分

公式ウェブサイト　https://www.nishinojuku.com/
メールでのお問い合わせ　info@nishinomethod.com

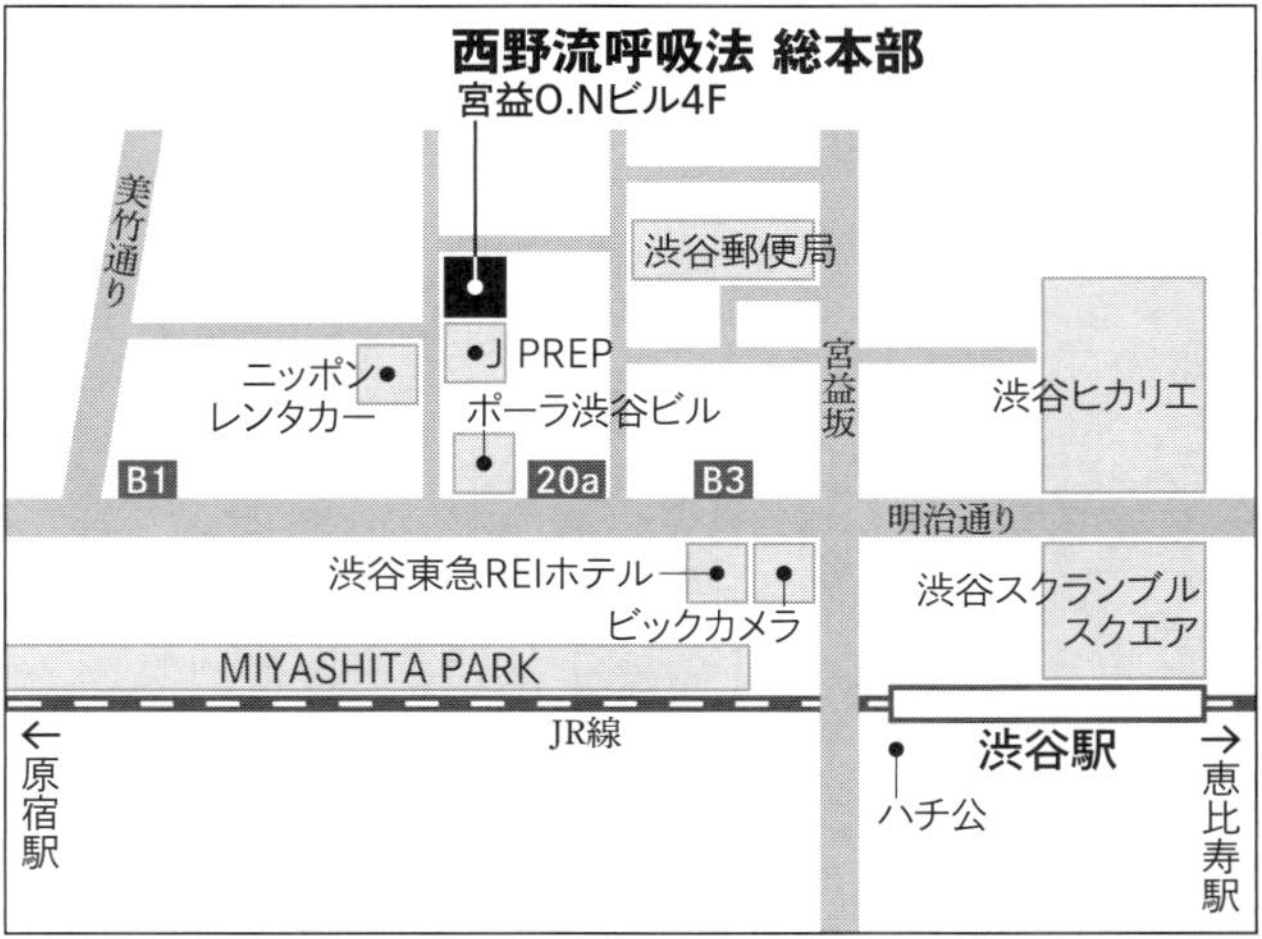
西野流呼吸法 総本部
宮益O.Nビル4F
美竹通り
渋谷郵便局
J PREP
ニッポンレンタカー
ポーラ渋谷ビル
宮益坂
渋谷ヒカリエ
B1
20a
B3
明治通り
渋谷東急REIホテル
ビックカメラ
渋谷スクランブルスクエア
MIYASHITA PARK
JR線
←原宿駅
渋谷駅
ハチ公
→恵比寿駅

本書は、二〇〇四年三月に小社より刊行された『西野流呼吸法　生命エネルギーの躍動』を文庫収録にあたり改題し、加筆・改筆したものです。

1926年大阪生まれ。大阪市立医専(現大阪市立大学医学部)在学中、宝塚歌劇団入団。宝塚音楽学校バレエ教師、歌劇団の振付を担当。1951年ニューヨークのメトロポリタン・オペラ・バレエスクールに留学。1954年西野バレエ団設立。「白鳥の湖」「ジゼル」等を全国各地で公演。その後テレビ界に進出、NHK「歌のグランドショー」、日本テレビ「レ・ガールズ」などの企画・作・構成者として活躍。1985年、独自の「西野流呼吸法」を創始。東京・渋谷に西野塾を開き、各界各層の数多くの塾生たちに連日稽古をつけた。大阪国際女子大学等の客員教授、大阪市立大学客員研究員を歴任。合気道師範、中国拳法師範。2021年6月、逝去。西野流呼吸法®は現在、渋谷総本部、全国の公認団体で学ぶことができる。

講談社+α文庫 西《にし》野《の》流《りゅう》呼《こ》吸《きゅう》法《ほう》
生命《せいめい》エネルギー「気《き》」の真髄《しんずい》

西《にし》野《の》皓《こう》三《ぞう》

2010年4月20日第1刷発行
2024年3月22日第6刷発行

発行者――森田浩章
発行所――株式会社 講談社
東京都文京区音羽2-12-21 〒112-8001
電話 販売(03)5395-3606
業務(03)5395-3615

KODANSHA

編集――株式会社 講談社エディトリアル
代表 堺 公江
東京都文京区音羽1-17-18 護国寺SIAビル 〒112-0013
電話 (03)5319-2171

デザイン――鈴木成一デザイン室
本文データ制作――朝日メディアインターナショナル株式会社
カバー印刷――TOPPAN株式会社
印刷――株式会社新藤慶昌堂
製本――株式会社国宝社

落丁本・乱丁本は購入書店名を明記のうえ、小社業務あてにお送りください。
送料は小社負担にてお取り替えします。
なお、この本の内容についてのお問い合わせは
講談社エディトリアルあてにお願いいたします。
Printed in Japan ISBN978-4-06-281363-1
定価はカバーに表示してあります。